녹용을 아십니까?

녹용을 아십니까?

저 자 건국대학교 녹용연구센터 편
펴낸이 천승배
펴낸곳 도서출판 유한문화사

주 소 157-801 서울시 강서구 가양동 146-63
전 화 2668-2055~6
팩 스 2668-2565
홈페이지 http://www.yuhansa.com
이메일 yuhansa@paran.com
등 록 제5-31호. 1979. 3. 6

값 12,000원

ISBN 89-7722-552-3 93570

책머리에

"우리는 최초에 인삼에 놀랐고, 두 번째는 침에, 지금은 녹용에 대하여 너무나 놀라고 있다".

미국 · 캐나다 등 서구의 녹용제품 판매회사들이 제품홍보를 위한 각종 광고물에서 흔히 볼 수 있는 문구이다.

그리고 녹용에 대한 광고에는,

– 관절염 – 골다공증 – 혈압 – 원기 회복 – 운동 활동 – 노화 방지
– 스트레스 저하 – 면역력 강화 – 두통 – 습진 – 근육통
– 폐경기 증후군.

에 대한 내용을 꼭 볼 수 있다.

녹용이 한국, 중국, 일본사람들만이 먹는 보약이라는 생각은 호랑이 담배피던 시절보다도 더 먼 옛날 얘기다.

녹용이 골다공증, 관절염, 어린이 성장발육, 빈혈증, 두뇌발달, 혈압조절 등에 효과가 있다는 연구 결과들이 속속히 발표되면서 이제 세계적인 건강식품이 되었다.

녹용은 식품이다. 녹용은 식품처럼 많이 먹어도 부작용이 없다. "녹용을 먹으면 어린아이가 머리가 나빠진다. 녹용을 먹으면 살이 찐다." 는 등은 모두 녹용에 대한 잘못된 상식이다. 녹용에 대한 최근의 연구들은 이런 잘못된 상식을 하나씩 풀어가 주고 있다.

본 책자는 한국 유일의 녹용연구기관인 건국대학교 녹용연구센터의 연구진들이 수행한 현재까지의 연구결과들을 바탕으로 하고, 여기에 녹용의 한의학적 임상효능에 대한 새로운 자료를 첨가하여 누구든지 녹용을 이해하는데 도움을 주고자 편집하였다.

비록 작은 책이지만 한 사람이 쓴 것이 아니라, 많은 녹용연구가들이 본인들의 주 전문영역을 집필하여 주었다. 이 자리를 빌려 모든 집필진에 다시 감사를 드린다.

건국대학교 녹용연구센터 소장 전 병 태

차 례

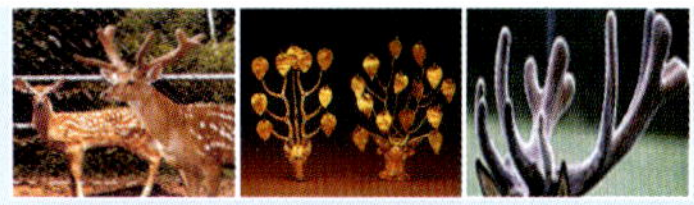

鹿茸 velvet antler

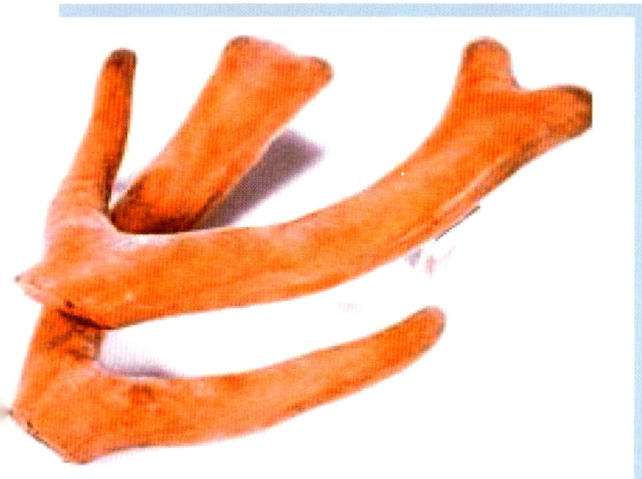

V E L V E T A N T L E R

1
녹용이란?

- 녹용은 혈관이 있어 피가 통하고 각종 약리성분이 풍부한 복합영양제
- 녹각은 혈관이 없는 보통 뿔과 같이 대부분이 무기물

녹용은 사슴의 성장중인 뿔을 말한다.

사슴은 봄에 딱딱한 묵은 뿔이 떨어지고(이를 낙각이라 한다) 새 뿔이 자라는데, 새 뿔이 자라기 시작하여 약 60~90일 정도에 자른 뿔을 말한다. 이 기간은 사슴의 품종과 연령에 따라 차이가 있다.

사슴뿔은 매년 봄에 새 뿔이 자라기 시작하여 110~130일 동안 계속 성장을 하는데, 이 때는 뿔 속에 혈액순환이 왕성하게 이루어지고 있으며, 뿔의 표면에 짧고 부드러운 비로도와 같은 털(velvet)이 덮여 있는데 이 때의 뿔을 녹용(velvet antler, 鹿茸)이라 한다. 한편 뿔의 성장이 멈추는 시기가 되면 혈류가 차단되며, 표면의 털이 거칠어지면서 서서히 벗겨지기 시작하는데(velvet shedding) 이 때부터를 녹각(hard antler, 鹿角)이라 부른다.

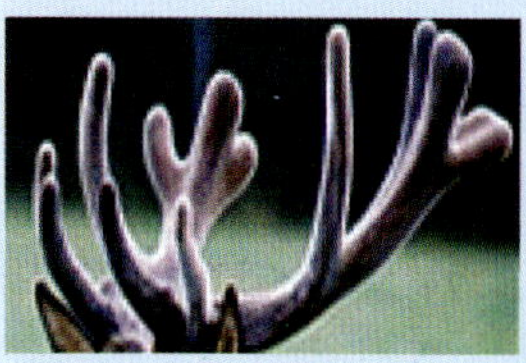
녹용(velvet antler)

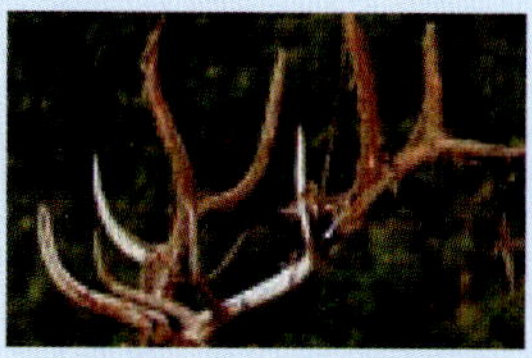
탈피(velvet shedding)

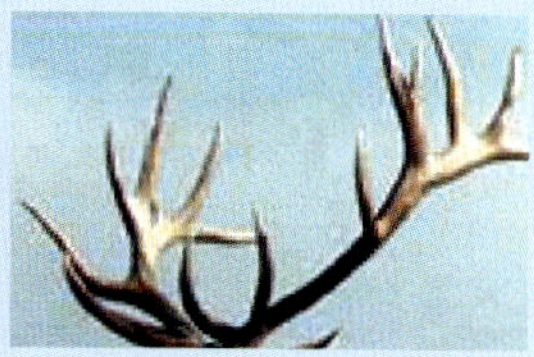
녹각(hard antler, 鹿角)

사슴의 뿔을 이렇게 녹용과 녹각 두 가지로 부르는 것을 알 수 있을 것이다. 그럼 왜 이렇게 부를까? 그 이유는 같은 뿔이지만 녹용과 녹각은 화학적 성분에 커다란 차이가 있어서 그렇다.

- 녹용 : 단백질, 지질, 아미노산, 글라이코사미노글리칸, 성장호르몬, 성장인자 등 인체가 필요로 하는 영양소를 모두 함유하고 있으며, 여기에 미량원소, 미네랄도 포함하고 있다.

- **녹각** : 녹각은 글자 그대로 각질화(角質化)된 뿔로서, 성분의 대부분은 뼈의 구성성분인 칼슘, 인 등이다.

녹용은 인체에 유효한 많은 성분을 함유하고 있음은 물론 임상적으로 탁월한 효과가 인정되어 고래로부터 한국 · 중국 · 일본 등의 국가에서 명약 중에 명약으로 인정을 받아 왔다.

그러나 녹용은 더 이상 동양의 신비로운 명약이 아니다. 이제는 전 세계적인 명약이 되어 가고 있다. 최근 뉴질랜드 · 미국 · 캐나다 등 서구의 많은 국가들이 녹용의 의학적 · 약리적 효능에 관한 현대 과학적인 연구기법에 의한 실험을 많이 수행하고 있으며, 얻어진 연구결과들이 저명한 학술지나 매스컴을 통해 널리 알려지기 시작하였고, 그 결과 녹용의 소비량이 급속히 증가하고 있기 때문이다.

최근 10여 년 간 서구의 많은 국가들이 녹용을 생산하기 위하여 사슴을 사육하고 있으며, 따라서 사육두수가 2배 이상 증가하고 있고, 고기를 생산하기 위해 사슴을 사육하던 나라들도 사육의 주된 목적이 녹용으로 바뀌어 가고 있음은 매우 재미있는 현상이다. 왜냐하면 동양의 전통의술을 하

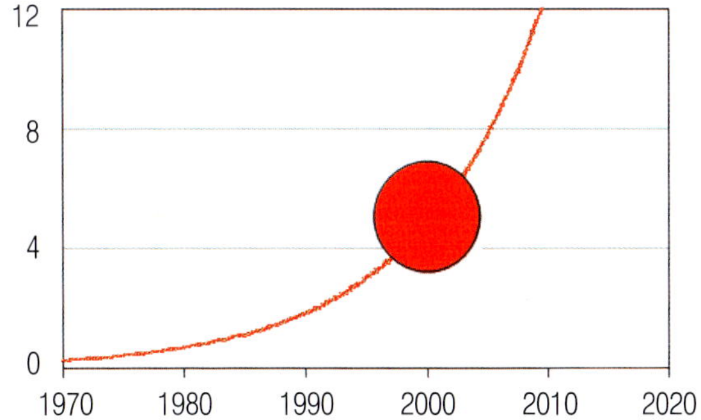

그림 1-1. 사슴 사육현황 및 녹용생산의 세계적 추이(2001. R. Hudson)

찮게 여기던 서구에서 최초에는 침에 놀라고, 두 번째는 인삼에, 이제 녹용에 놀라서 주저 없이 녹용의 효능을 받아들이고, 그것이 즉시 새로운 산업으로 연결되는 발 빠른 행보를 볼 수 있기 때문이다(그림 1-1 참조).

이와 같은 녹용이용의 급신장은 현대의학에 대한 대체의학, 천연건강식품으로의 인식전환이 확산되어 가고 있는 세계적인 추세와도 맞물렸기 때문이라는 해석도 있다.

여하튼 녹용은 이미 전 세계적으로 최고의 천연건강식품으로 자리를 차지하기 시작하였고, 그 위치는 영원할 것을 믿어 의심치 않는다.

V E L V E T   A N T L E R

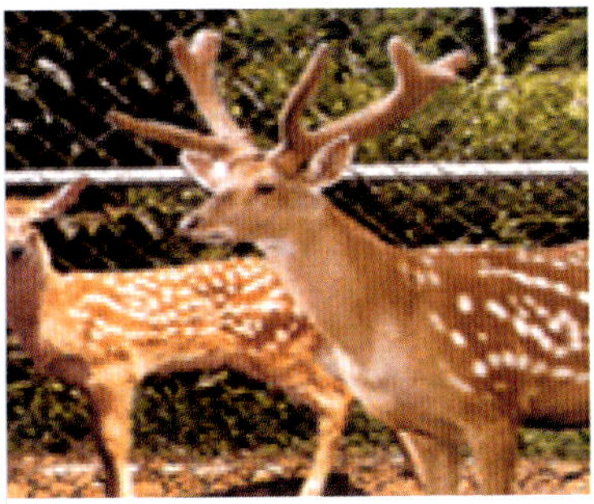

꽃사슴

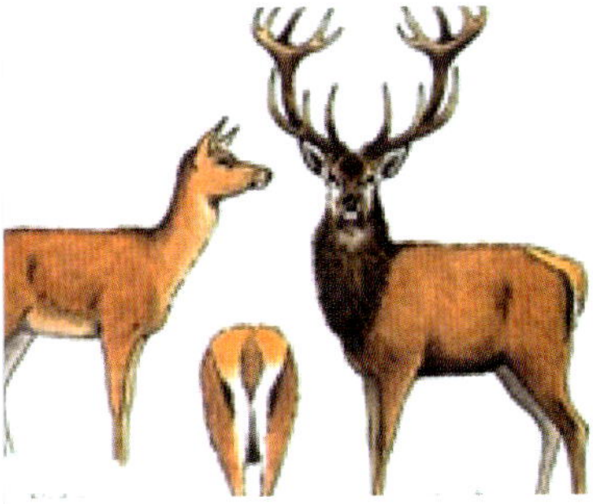

레드디어

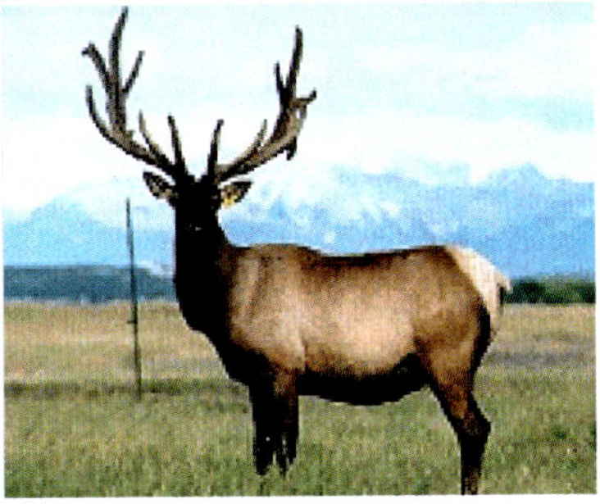

엘크

2 녹용을 생산하는 사슴은?

세상에는 46종의 사슴이 있는데,
그 중 꽃사슴, 레드디어, 엘크에서 녹용이 생산된다.

鹿茸 velvet antler

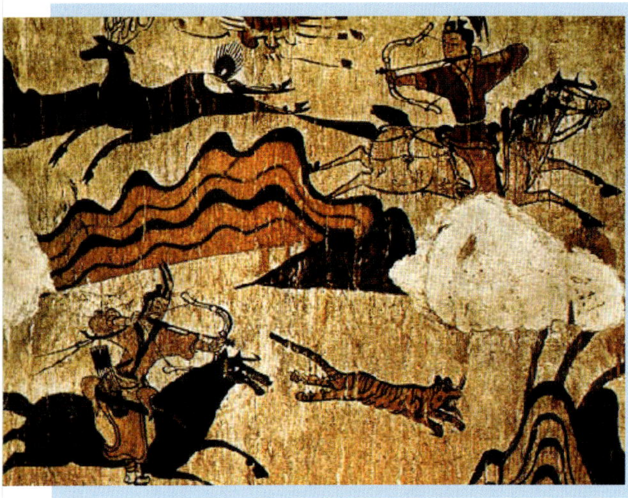

V E L V E T A N T L E R

3

녹용은 언제부터 이용하였는가?

본격적인 이용은 2000년 전부터이다.

중국의 전래의서에는 궁녀와 상궁들이 왕의 귀여움을
독차지하기 위해 자신들의 아름다움을 가꾸는데
녹용을 사용했다는 기록이 있다.

러시아에서는 "신의 뿔"이라고 칭하였다.

동물의 진화과정에서 점신세(3,800~2,400만년 전)와 중신세(2,400~510만년 전)에 들어 기린, 낙타와 더불어 사슴 등의 반추류가 진화하였고, 경신세(170~1만년 전)에는 사슴뿔이 거대화되고 복잡화된 것으로 보고 있다.

사람들이 사슴, 특히 녹용을 이용하기 시작한 시기는 확실하지 않으나 동서양 모두 기원전으로 추정된다.

동양에서 언제부터 녹용을 이용하기 시작하였는지를 알려면 먼저 한방의학에 대한 이야기를 빼놓을 수 없다. 한방의학의 시초는 중국이다.

중국의 의약사는 침구의학의 근간을 이룬 황하문화권(黃河文化圈), 자연물을 이용한 약물요법이 발달한 양자강문화권(揚子江文化圈)과 주변에서 손쉽게 구할 수 있는 약물을 적당히 배합하여 그 종합적인 효과를 얻는 실용적인 약물치료법이 발달한 강남문화권(江南文化圈)으로 분류할 수 있다.

중국 최고(最古)의 의약서는 이러한 중국의 3문화권에서 서기(西紀) 기원전후에 걸쳐서 이루어진 황제내경, 신농본초경, 상한잡병론이다.

그 중에서 신농본초경은 서한말년(西漢末年)에서 동한(東漢) 초기(기원전 206년~기원후 220년)에 완성된 것으로 고증되어 있는데, 원전은 당나라 초기에 이미 실전되었으나 그 내용은 다른 본초서에 남아 전해지고 있으며, 후대에 의료(醫療) 본래 목적의 면목이 잘 구현된 중국의 실용적인 약물서라고 평가받을 정도로 고대 약물의 지식을 구체적으로 기술하고 있다.

신농본초경에서 녹용을 다음과 같이 기술하고 있다.

감미온(味甘溫), 주루하악혈(主漏下惡血), 한열경간(寒熱驚癇 간질), 익기강지(益氣强志), 생치불로(生齒不老), 각(角), 주악창(主惡創), 옹종

(癰腫 ; 등창, 부스럼), 축사악기(逐邪惡氣), 유혈재음중(留血在陰中), 명의왈용(名醫曰茸), 사월오월해각시취(四月五月解角時取), 음건사시건(陰乾使時燥), 각칠월채(角七月采).

"성질이 따뜻하고 맛이 달다. 하혈을 그치게 하고, 놀라고 간질증상을 다스리며 기력을 보하고, 정신력을 강건케 하며 치아를 자라게 한다. 녹각은 악창, 등창(부스럼)에 쓰이며, 사악한 기가 혈액과 음중에 남아 있을 때 이를 몰아낸다."

그런가 하면 중국 하난 지역의 한왕조의 무덤에서 발견한 실크 두루마리에 52가지 종류의 질병 치료에 녹용을 권하는 내용이 기록되어 있는 것으로 보아 중국에서 녹용을 이용한 기록은 기원전부터라는 것을 알 수 있다.

우리나라에서 사슴과 녹용의 약제로서의 이용의 역사는 선사시대와 고조선시대의 기록이 남아 있지 않아 자세히 알 수 없으나 고조선시대에 이미 약물을 이용한 치료법이 등장하였던 것으로 추정된다.

우리나라의 건국 신화가 기록된 삼국유사(三國遺事)와 제왕운기(帝王韻紀) 등의 서적과 중국의 황제내경(黃帝內經)에 수록되어 있는 기록들을 보면 이미 고조선시대에 약물요법이 사용되었음을 알 수 있으나, 이 때 사슴과 녹용을 이용하였다는 구체적인 기록은 남아 있지 않다.

5세기 전반에 축조된 고구려 무용총의 수렵도에 깃털이 달린 모자를 쓴 5명의 말을 탄 사람이 활시위를 힘껏 당기며 사슴과 호랑이를 쫓고 있는 것으로 미루어 보아 이미 고구려 시대 이전에 사슴을 이용한 것으로 추정할 수 있으나 사슴과 녹용을 약재로 이용한 기록은 중국 오나라의 자총에 의하여 황제내경, 신농본초경 등의 의약서 164권이 고구려에 전해진 562년으로 보아야 할 것으로 생각한다.

그 후 고려시대 1236년에 간행된 우리나라 최고의 현존하는 의서로 우리나라에서 생산되는 약재만 기록한 향약구급방에도 여러 동물약재와 더불어 녹각이 기록되어 있으며, 조선시대 선조 29년 1596년 태의 허준이 완성한 동의보감에는 녹용뿐만 아니라 녹각, 녹골, 녹수, 녹혈, 녹육, 녹두, 녹제, 녹근이 기록되어 있고 또한 미지(麋脂, 큰사슴의 기름), 미용(麋茸), 미각(麋角), 미골(尾骨), 미육(麋肉) 등 큰사슴(大鹿)에 대한 기록도 있어 사슴을 두루 이용한 것으로 보인다.

서양에서도 녹용을 치료용 등으로 이용한 기록이 있다.

정확한 연대는 알 수 없으나 고대 이집트에서는 숫사슴의 뿔을 연고로 이용하거나 훈증한 후 흡입하거나 또는 이빨을 닦는데 분말로 사용한 기록이 남아 있다.

그런가 하면 몽고와 시베리아에서는 영양의 뿔을 폐질환과 간염증, 경련, 졸증과 류마티즘의 치료에 사용하였다는 기록도 있다.

아메리카에서는 인디언들이 간질, 두통, 현기증, 뱀에 물린 상처의 치료에 무스의 뿔을 이용하였고(Merrill, 1920), 남서 아메리카와 멕시코 북쪽에 있는 코라 인디언은 녹용을 피임의 목적으로 사용하였다는 기록도 남아 있다.

과학이 발전함에 따라 녹용에 함유되어 있는 유효성분과 생리활성물질들이 밝혀지고 있고 녹용의 약리 효능을 밝히기 위한 연구가 계속되고 있으며, 또한 서구에서도 동양의학에 관심을 두고 녹용과 관련한 다양한 연구를 하고 있으며, 녹용의 약리작용과 그에 따른 녹용의 우수성이 밝혀지고 있어 녹용은 전 세계적으로 명약 중의 명약, 식품 중의 식품으로 발전할 것으로 관련학자들은 확신하고 있다.

4

현재 녹용은 어느 나라에서 얼마만큼 생산하고 있는가?

사슴은 제4의 가축

소 돼지 닭 면양 말

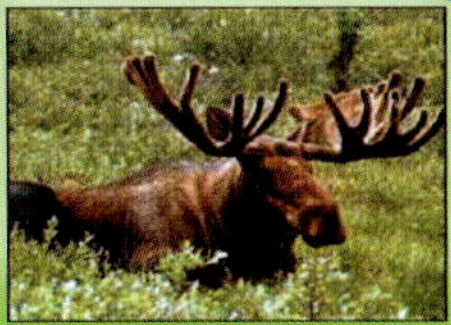

앞에서 언급했듯이 녹용은 수천년간 동양의학에서는 매우 귀중한 약재로서 이용되어 왔고, 최근에는 녹용의 수요가 증가하여 양록산업은 세계 각지에서 기존의 축산업을 대체할 수 있는 산업분야로 급속한 증가세를 나타내고 있다. 현재 세계 각지에서 녹용 및 녹육의 생산을 위해 사육되고 있는 사슴은 대략 3,800,000여 만 두로 집계되고 있으며, 특히 그 중에서도 우리나라 녹용 소비시장을 주 대상으로 하여 양록산업을 발전시키고 있는 뉴질랜드는 세계 전체 사슴 사육두수의 약 절반에 가까운 1,800,000여 만 두를 사육하고 있어 국가의 기간산업으로 육성되고 있음을 알 수 있다(표

표 4-1. 주요 양록국가의 사슴농가 및 사육두수 현황(2000년 현재, DINZ, 2005)

국 가	농가수(호)	사슴사육두수(마리)
오스트리아(Austria)	1,700	40,000
덴마크(Denmark)	650	31,000
프랑스(France)	907	58,000
독일(Germany)	4,500	104,000
영국(Great Britain)	4,500	104,000
아일랜드(Ireland)	600	61,000
스웨덴(Sweden)	570	26,000
미국(US)	N/A	250,000
캐나다(Canada)	1,700	100,000
중국(China)	N/A	500,000
러시아(Russia)	N/A	400,000
한국(Korea)	10,000	150,000
대만(Taiwan)	N/A	36,000
호주(Australia)	1,200	200,000
뉴질랜드(New Zealand)	4,320	1,840,000

N/A 추정불가

4-1 참조).

1999년에 녹용은 미국식품의약국(美國食品醫藥局, Food and Drug Administration, FDA)에 의해 관절의 구조와 기능의 건강을 돕는 물질로 연구되어 임상적 효과가 과학적으로 입증되었다. 여기서 그치지 않고 녹용은 그 활성 성분과 화학적 성분들로 인해 보다 다양한 활용이 가능하며, 앞으로 더 많은 이용이 기대되고 있다.

이러한 점에 힘입어 현재 전 세계적으로 녹용을 상업적 목적으로 생산하는 국가는 뉴질랜드 · 러시아 · 호주 · 한국 · 중국 · 미국 · 캐나다 등이나, 그 외 영국 · 독일 등 여러 국가들도 산업적 성장발전을 모색하고 있는 추세이다.

녹용의 생산량은 표 4-2에 나타낸 바와 같이 뉴질랜드가 가장 많아 매년 약 450톤의 녹용을 생산하고 있으며, 중국이 약 400톤, 러시아가 80톤, 미국과 캐나다가 각각 약 20톤 정도를 생산하고 있으며, 우리나라도 약 28톤(추정) 정도의 녹용을 생산하고 있다.

표 4-2. 주요 양록국가의 녹용 생산량 현황(Batchelder, 2005)

국 가	녹용 생산량(톤)
뉴질랜드	450
호 주	30
중 국	400
러시아	80
미 국	20
캐나다	20
한 국	28

鹿茸 velvet antler

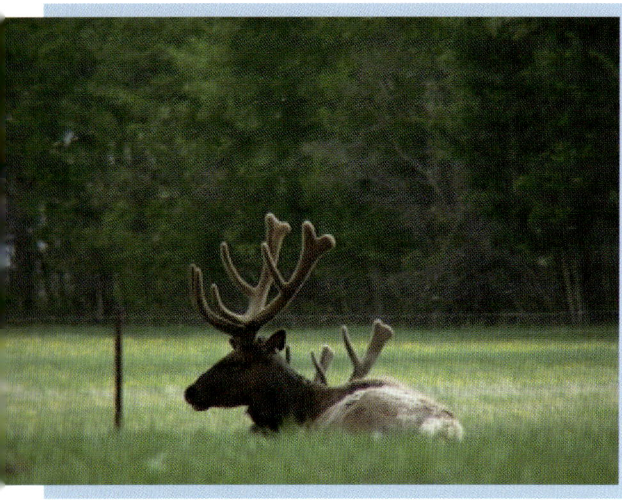

V E L V E T   A N T L E R

5

녹용을 많이 이용하는 국가들은?

녹용 이용 전 세계로 확산 중

현재 많이 이용하는 국가는?

한국 · 중국 · 홍콩 · 일본 · 러시아 · 뉴질랜드 · 호주 · 미국 · 캐나다 녹용을 적극적으로 약재 및 건강관련 제품으로 이용하고 있는 국가는 우리나라를 비롯하여 중국 · 러시아 · 일본 · 뉴질랜드 · 캐나다 · 미국 등이나 세계적으로 점차 녹용의 약리적인 활용에 대한 관심이 증대되고 있는 실정이다. 이들 지역들에 대한 이용실태를 알아보면 다음과 같다.

중국

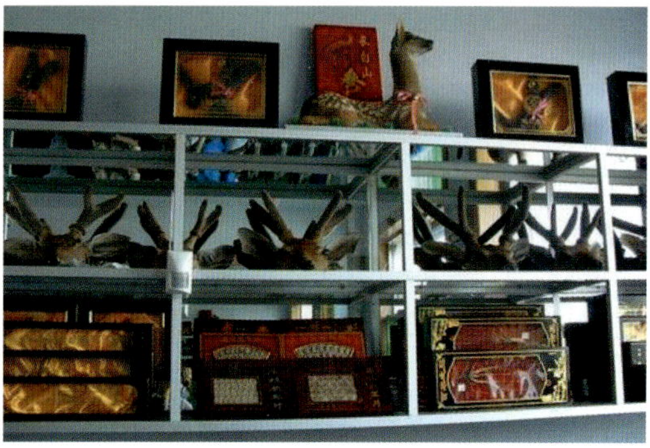

16세기 명나라 시대 사람인 이시진에 의해 간행된 본초강목에서는 녹용을 분말, 환, 추출물, 드링크제, 연고 등의 형태로 제조하여 이용한 것에 대해 언급하고 있으며, 대부분의 경우 다른 한약재들과 혼합되어 쓰여지고 있다. 특히 중국에서는 수백년 간 꽃사슴과 마록의 녹용이 한의학에서 매우 귀중한 약재로 활용되어 왔으며, 현대에 와서는 인삼과 더불어 가장 중요한 한약재 성분으로 여기고 있다(Batchelder, 2005).

이와 더불어 중국에서는 녹용뿐만 아니라 사슴의 이용 가능한 부위는 모두 약재나 건강관련 제품들로 제조하여 판매 · 이용하고 있다. 사슴의 골수(녹수), 사슴뼈(녹골), 사슴꼬리(녹미), 사슴고기(녹육) 등 사슴은 머리에서 발끝까지 거의 이용이 안 되는 부위가 없을 정도이다. 따라서 중국에서는 "사슴은 온몸이 보약이다" 라고 한다.

중국은 매년 건녹용(말린 녹용) 100여 톤을 생산하여 이 중 절반 정도를 한국으로 수출하였으며, 나머지는 의학용품 등으로 만들어져 각 병원

등지에서 이용되고 있었으나, 최근 들어서는 자국 내 소비가 증가하고 있어 이제는 오히려 상당량의 녹용을 수입하고 있다.

러시아

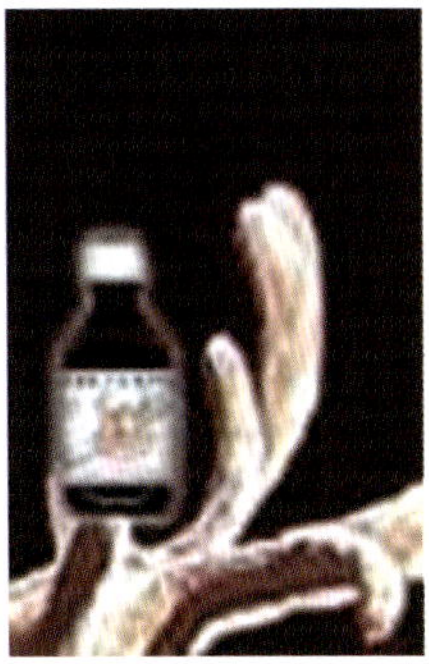

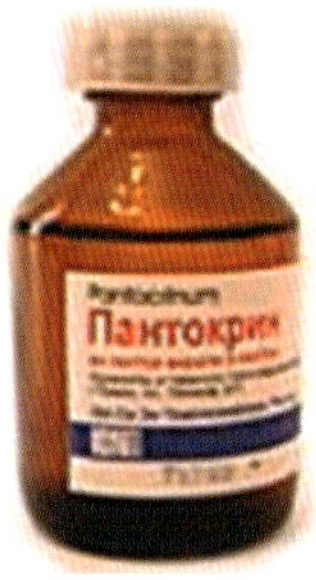

러시아에서 녹용의 이용은 1400년대로 거슬러 올라간다(Batchelder, 2005). 녹용을 황금의 뿔이라 여기며, 오래 전부터 높은 신임을 얻으며 이용되고 있었다. 러시아에 양록업이 도입된 것은 1840년대의 일로서 당시에는 카스피안 적록(Caspian red deer)이라는 품종이 뿔 생산을 위해 사육되었으며, 현재는 꽃사슴과 적록 및 엘크가 다수 사육되고 있다.

러시아에서 녹용을 체계적으로 연구하기 시작한 때는 1931년경에 판토크린이라는 물질을 녹용으로부터 추출하기 시작하면서부터 본격적으로 이루어지기 시작했다. 판토크린은 녹용의 알코올 추출물로서 엷은 황색 또는 약간 회색의 알약 형태를 하고 있다. 판토크린은 앰플의 형태나 tablet의 형태로도 이용되고 있다.

일본

일본에서는 중국이나 한국과 같이 녹용이 한의학 분야에서 활발하게 이용되지는 않았으나 제약회사나 식품회사에서 녹용을 원료로 한 다양한 형태의 의약품과 건강기능식품이 꾸준하게 생산 판매되고 있다. 약국에서는 의약품으로서 판토크린 주사액, 판토크린 캡슐 그리고 판토크린 드링크 등

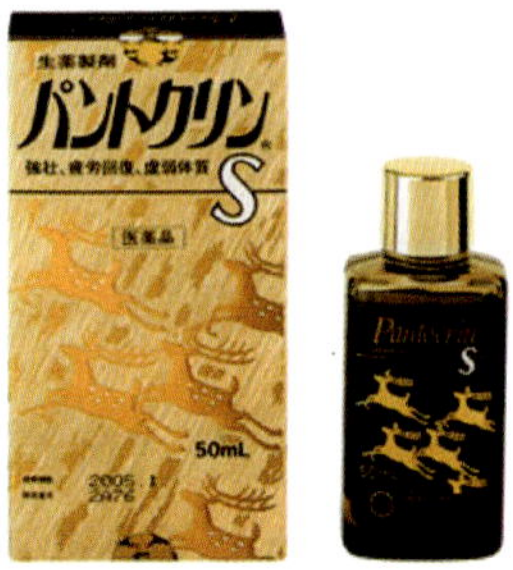

이 심혈관 개선제, 남성의 성기능 장애 개선제, 회춘제로서 판매되고 있다. 또한 수퍼마켓 등에서는 일반인이 누구나 쉽게 마시거나 복용할 수 있는 피로회복용 드링크제만도 수십 가지로 우리나라의 녹용이용 형태와는 매우 다른 양상이다.

뉴질랜드

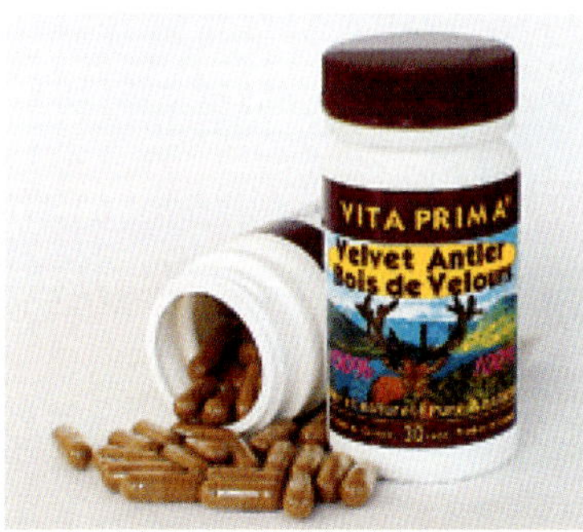

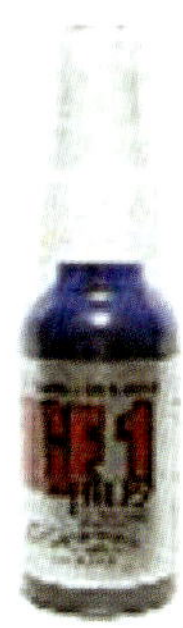

뉴질랜드는 현재 전 세계에서 가장 많은 사슴을 사육하고 있으며, 따라서 녹용을 가장 많이 생산하고 있다. 생산된 녹용의 대부분은 우리나라를 비롯한 아시아 국가들로 수출되고 있으며, 생산량의 절반 이상이 우리나라에 수출되고 있다. 뉴질랜드는 자국 내 양록산업 발전과 보호를 위해 녹용의 효능에 대한 다양한 연구와 더불어 각종 건강보조제 등을 개발하여 판매 또는 수출하고 있으며, 최근 들어서는 애완동물용 premium급 사료 첨가제로서 녹용의 이용도 활발하게 진행되고 있다. 건강보조제는 면역력 증강, 근육강화, 여성 건강보조, 남성 성기능 강화, 성장촉진 등에 효과가 있는 것으로 연구결과 입증되고 있어 뉴질랜드에 찾아오는 수많은 관광객을 상대로 판매 및 북미시장을 겨냥한 수출품으로 개발되고 있으며, 우리나라 사람들도 뉴질랜드 관광시 이들 제품들을 사오는 경우가 많다.

북미

캐나다와 미국은 녹용생산 및 이용은 매우 늦게 시작하였으나, 관련 연구나 사슴사육 녹용의 가공상품 등 녹용관련 산업 및 연구가 매우 활발하게 전개되고 있는 국가이다.

지금의 신장세로 보아 머지않아 세계 양록업을 주도해 나갈 기세이다. 북미에서의 녹용이용은 동양의 이민자 위주였으나, 최근에는 녹용에 대한 여러 가지 증거와 연구를 통해서 녹용은 관절염, 골다공증 기타 염증질환의 치료에 탁월한 효과가 있음을 알게 되었고, 이러한 사실과 함께 녹용의 이용이 급증하고 있다. 이용방법은 주로 녹용을 곱게 갈아 캡슐에 넣은 것이 대부분이다. 더욱이 녹용을 원료로 한 다양한 화장품과 비누 · 샴푸 등도 나오기 시작하였다. 아주 최근에는 애완동물용 · 말 등의 관절염 예방치료를 위한 사료 첨가제도 출시되고 있으며, 많은 양을 수출도 하고 있다. 미국에는 흰꼬리사슴이 야생으로 수백만 마리가 서식하고 있다고 하는데, 이 사슴뿔의 녹용으로서의 가치에 대한 연구가 진행중이다.

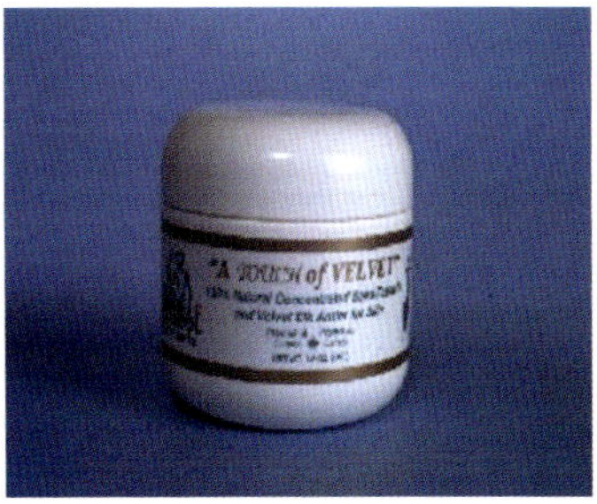

핸드크림

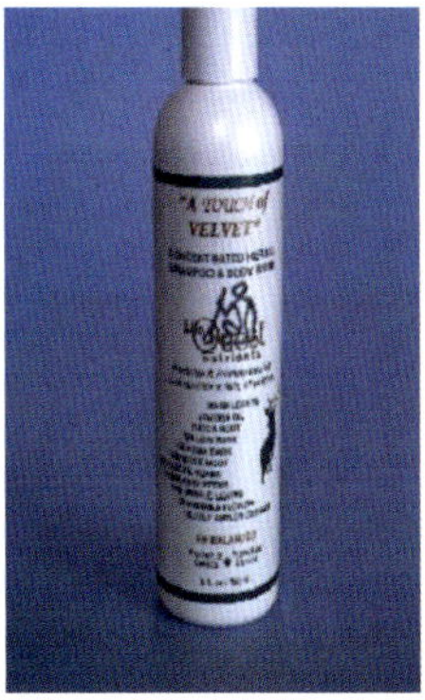

샴푸

鹿茸 velvet antler

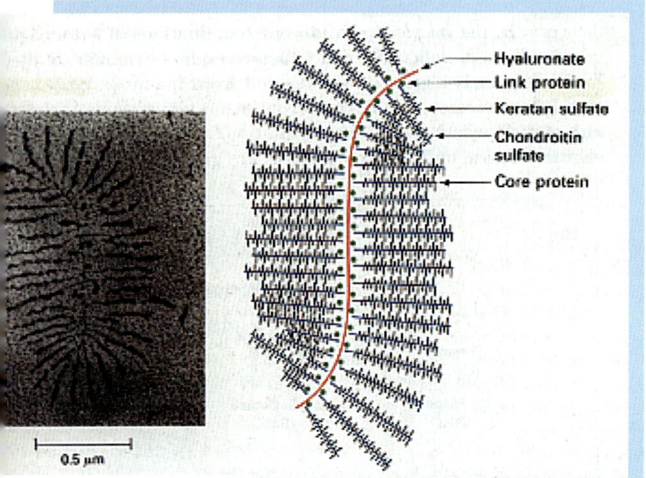

V E L V E T A N T L E R

6
녹용 속에는 어떤 성분들이 들어 있을까?

칼슘(Ca)
셀레니움(Se)
콜라겐(Collagen)
28종의 아미노산(Amino acid)
하이알우론산(Hyaluronic acid)
콘드로이틴(Chondroitin)
글루코사민(Glucosamine)
강글리오사이드(Ganglioside)
EPA(Eicosapentaenoic acid)
DHA(Docosahexaenoic acid)
인슐린유사 성장인자(IGF-Ⅰ, IGF-Ⅱ)

2형은 연골에 분포하며, 3형은 세망섬유(세망조직에서 볼 수 있는 특수한 결합조직섬유)를 구성하는 성분이며, 4형은 기저막(상피조직 · 근육조직 · 신경조직이 결합조직과 맞닿는 곳에 존재하는 막구조)의 성분, 5형은 태반의 기저막에 주로 존재한다.

녹용에서는 1, 2, 3, 4, 5형이 함유되어 있고, 그 중에서 분골에는 연골 특이적인 분자인 2형 콜라겐이 많이 존재하는 것으로 보고되어 있다.

2) 글라이코사미노글리칸(Glycosaminoglycan)

결합조직 중 복합단백질의 대부분을 차지하는 단백당의 구성성분인 글라이코사아미노글리칸(glycosaminoglycan)은 현재 관절염 치료제의 지표물질로 관심이 증대되고 있다.

글라이코사미노글리칸(glycosaminoglycan)은 앞에서도 언급했듯이 중심단백질에 시험관을 닦는 솔의 털과 같은 구조로 공유결합되어 있으며, 수분의 유지 및 전해질로서 생리학적으로 중요한 역할을 하고 있다.

황산화된 콘드로이틴(chondroitin)은 글라이코사미노글리칸(gly-cosaminoglycan)의 80% 이상을 차지하고 있고, 강력한 항염증 작용이 있어 관절염의 치료에 탁월한 효과가 있고, 하이알우론산(hyaluronic acid)은 관절액의 성분으로 관절의 윤활에 좋은 영향을 주며, 케라탄(keratin), 헤파란(heparan), 헤파린(heparin)의 구성 당인 글루코사민(glucosamine) 황산은 연골의 구성성분으로 관절염 치료에 긍정적인 효과를 나타내는 것으로 알려져 있다.

3. 아미노산(Amino acid)

녹용의 아미노산 조성은 라이신(lysine), 글루탐산(glutamic acid), 프롤린(proline), 알라닌(alanine), 발린(valine), 글리신(glycine) 등이 일정하게 분포되어 있으며, 이들의 분포는 녹용의 부위별로 차이를 나타낸다. 아미노산의 부위별 분포는 상층부로 갈수록 그 함량이 높은 것으로 나타나고 있다.

녹용의 단백질을 산으로 가수분해하여 아미노산 조성을 분석한 결과 가장 특징적인 것은 필수아미노산과 콜라겐에 많이 존재하는 글리신의 비율이 높다는 것이다.

검출된 아미노산으로는 아르기닌(arginine), 루신(leucine), 아이소루신(isoleucine), 발린(valine), 트립토판(tryptophan), 라이신(lysine), 트레오닌(threonine), 페닐알라닌(phenylalanine), 메치오닌(methionine), 히스티딘(histidine), 아스파르트산(aspartic acid), 글루탐산(glutamic acid), 세린(serine), 글리신(glycine), 알라닌(alanine), 타이로신(tyrosine), 프롤린(proline) 및 시스테인(cystein) 등이 있다.

4. 지질(Lipid)

1) 지방산

녹용의 지방산의 조성을 살펴보면 올레인산(oleic acid)이 부위에 상관없이 전체 지방산의 50% 이상을 차지하고 있다. 이중결합이 하나인 일가불포화지방산이 60% 내외로 가장 많고, 그 다음 포화지방산이 25% 내외, 오메가-6 지방산 10% 내외, EPA(에이코사펜타에노인산, eicosapentaenoic acid)와 DHA(도코사헥사에노인산, docosahexaenoic acid)를 포함하는 오메가-3 지방산이 2% 내외 순이다.

녹용에는 불포화지방산이 풍부하며, 불포화지방산 60% 중에 DHA가 약 44%로 가장 높은 수치를 나타낸다. 지방산 조성 또한 녹용의 부위에 따라 차이가 난다.

지방산의 종류로는 포화지방산인 미리스틴산(myristic acid−C14:0), 팔미틴산(palmitic acid−C16:0), 스테아린산(stearic acid−C18:0), 일가 불포화지방산인 팔미토레인산(palmitoleic acid−C16:1 n−7), 올레인산(oleic acid−C18:1 n−9), 다가 불포화지방산인 리놀레산(linoleic acid−C18:2 n−6), 감마리놀레닌산(r−linolenic acid−C18:3 n−6), 리놀레닌산(linolenic acid−C18:3 n−3), 에코세노인산(eicosenoic acid−C20:1 n−9), 에코사디에노인산(eicosadienoic acid−C20:2 n−6), 에코사트리에노인산(eicosatrienoic acid−C20:3 n−6), 아라키돈산(arachidonic acid−C20:4 n−6), 에코사펜타에노인산(eicosapentaenoic acid−C20:5 n−3), 도코사테트라에노인산(docosatetraenoic acid−C22:4 n−6), 도코사헥사에노인산(docosahexaenoic acid−C22:6 n−3) 등으로 구성되어 있다.

2) 중성지질

콜레스테롤(cholesterol), 콜레스테롤에스터(cholesterol ester), 트리글리세라이드(triglyceride), 모노글리세라이드(monoglyceride), 모노아세틸디글리세라이드(monoacetyldiglyceride)가 있는데, 콜레스테롤류는 호르몬의 구성성분이 되고, 글리세롤류는 필수 지방산의 구성성분으로 작용하며, 최근 녹용의 모노아세틸디글리세라이드(monoacetyldiglyceride)는 조혈작용이 있다고 알려져 있다.

3) 복합지질

인체의 면역계통에 중요한 역할을 하는 인지질로서 레시틴(lecitin,), 세파린(cephalin), 글리세로포스포리피드(glycerophospholipid), 포스파티딜

이노시톨(phophatidylinositol), 포스파티딜세린(phophatidyl serine), 라이소포스파티딜콜린(lysophosphatidylcholine) 유도체 등이 함유되어 있고, 스핑고리피드(sphingolipids)류로서 스핑고미엘린(sphingomyelin), 강그리오사이드(ganglioside), 세라마이드(ceramide), 스핑고신(spingosin), 에코사스핑고신(eicosasphingosin) 등이 있다. 특히 강글리오사이드(ganglioside)는 기억력 증진 및 면역증강 작용이 있어 녹용의 지표물질로 관심이 증대되고 있다.

판토크린은 녹용의 50~70%의 에탄올 추출물로서 다양한 약리활성을 갖는 복합지질 성분으로 특히 혈압을 떨어뜨리는 효과가 있다. 이는 판토크린의 1/3을 차지하는 레시틴(lecithin)과 세파린(cephalin)과 같은 인지질 및 일부 지방산에 의한 것이라고 보고되어 있다.

5. 성장인자(Growth factor)

녹용에는 우리 몸의 성장에 필요한 여러 가지 성장인자 및 유용한 인자들이 들어있는데, 이제까지 알려진 것들을 종합해 보면 인슐린 유사 성장인자(insulin like growth factor I and II), 상피세포 성장인자(epidermal growth factor), 뼈 형성 단백질(bone morphogenic protein), 섬유아세포 성장인자(fibroblast growth factor), 신경세포 성장인자(nerve growth factor), 혈소판 유래 성장인자(platelet derived growth factor), 종양 사멸인자(tumor necrosis factor), 형질전환 성장인자(transforming growth factor) 등이 있다.

6. 호르몬(Hormone)

주로 남성 호르몬인 테스토스테론(testosterone)의 함량이 높으며, 여

녹용의 성분

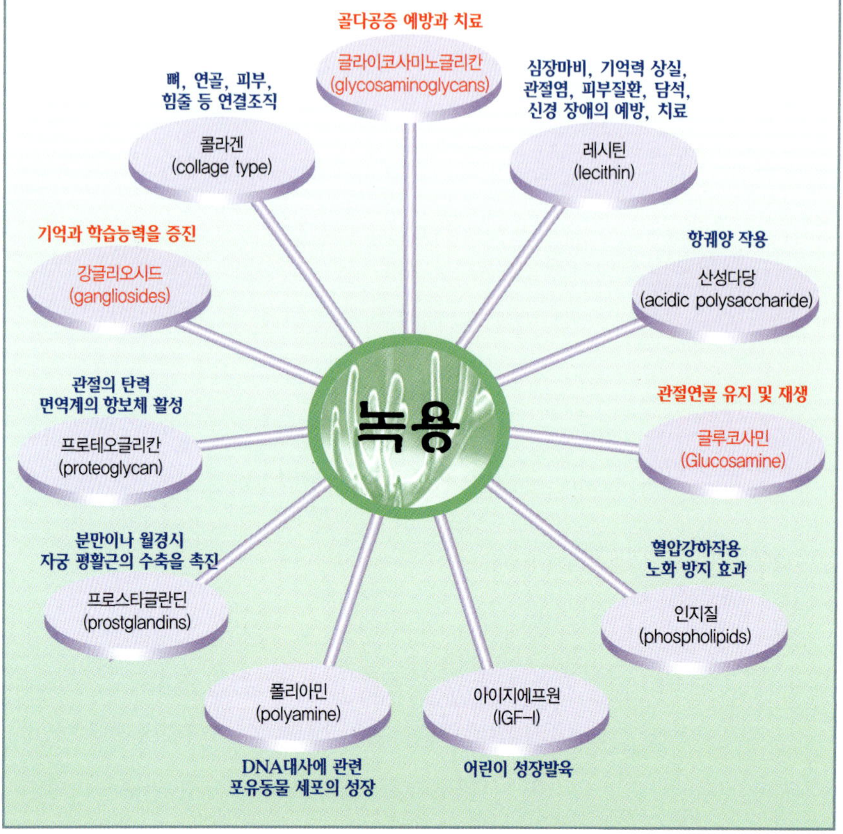

성 호르몬인 에스트로젠의 활성 형태인 에스트라다이올(estradiol)도 함유되어 있다. 조혈작용을 하는 에리스로포에틴(erythropoeitin), 강력한 항염증 작용을 하는 프로스타글란딘(prostaglandin) 등이 포함되어 있다.

7. 기타

헥소즈(hexose), 펜토즈(pentose), 글루코즈(glucose), 갈락토즈

(galactose), 만노즈(manose), 자일로즈(xylose), 리보즈(ribose), 아라비노즈(arabinose)와 같은 당류와 하이포잔틴(hypoxantin), 유라실(uracil), 유리딘(uridin), 니코티닌산(nicotini acid), 크레아티닌산(creatinine acid), 유레아(urea), 올레오비타민 A(oleovitamin A), 류코트리엔(leukotrienes), 트롬복산(thromboxans), 프트레신(putrescine), 스페르미딘(spermidin), 스페르민(spermine) 등이 함유되어 있다.

나. 사슴고기(venison)의 구성성분 및 특징

사슴고기의 영양적 가치를 보면 단백질 함량은 다른 고기보다 높고 칼로리는 낮으며, 총 지방 및 콜레스테롤 함량은 소고기 · 닭고기 · 돼지고기 등에 비해 훨씬 낮을 뿐 아니라 불포화지방 함량은 높다.

이러한 특징으로 사슴고기는 고기 중 최고의 건강식으로 독일을 위시한 유럽 국가들로 시작하여 많은 나라들이 애용하고 있다. 뉴질랜드가 세계 최고의 녹용 생산국인데, 사슴사육의 시작은 사슴고기 생산을 위해서였다.

사슴고기의 성분(100g당)

영양소	사슴고기	쇠고기	닭고기 (껍질제거)	닭고기 (껍질포함)	돼지고기
단백질(g)	23.0	17.32	21.4	18.6	18.9
총지방(g)	1.5	24.1	3.1	15.1	5.0
포화지방(g)	0.5	9.8	0.8	4.3	5.3
콜레스테롤(g)	55	74	70	75	67
칼로리(kcal)	1.42	2.61	–	–	5.08
조회분(g)	1.24	0.9	–	–	0.5

한편, 사슴고기와 사슴의 뼈에도 녹용 속에 함유되어 있는 생리활성 성분이 있어 더욱 주목을 받고 있다.

사슴고기는..

고기에 녹용성분: 2004.01.09 [MBC 뉴스]

앵커 : 녹용에는 특히 사람 뇌세포를 활성화해 주는 특이한 성분이 있는데 비싼 녹용이 아닌 사슴의 살코기와 뼈에도 좋은 녹용 성분이 있는 것으로 확인됐습니다.

기자 : 최근 식품개발연구원의 연구 결과 뇌세포를 활성화시키는 강글리오사이드라는 녹용성분이 사슴의 살코기와 뼈에도 많이 포함된 것도 확인됐습니다.

사슴뼈에는 녹용의 1/2
사슴고기에는 1/3 정도의 강글리오사이드 성분이 들어있습니다.

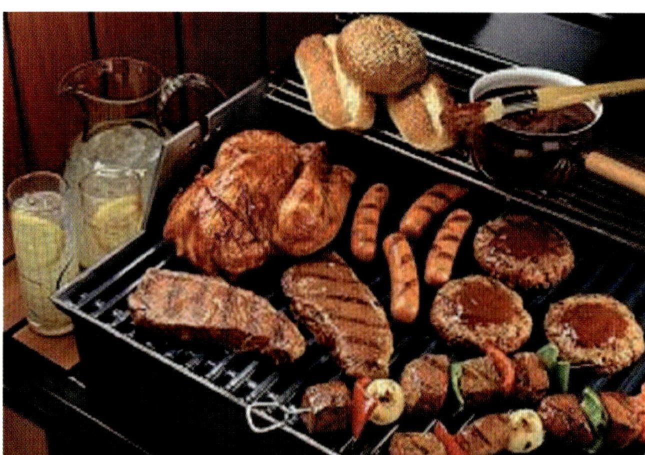

V E L V E T A N T L E R

7

녹용 성분의 종류나 구성비율은 여러 가지 요인에 의해 달라진다.

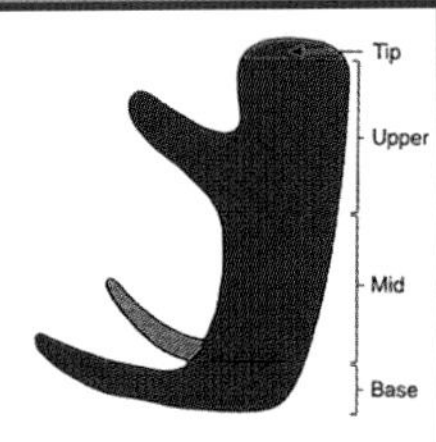

	회분(%)	칼슘(%)	조단백질(%)	지질(%)
Tip (분골)	6.5	0.3	75.0	5.5
Upper (상대)	28	9.5	56.3	2.5
Mid (중대)	38	13.5	50.0	2.0
Base (하대)	39	14.5	46.9	2.5

지금까지 녹용의 유효 성분은 약 40가지 정도가 밝혀져 있으며, 이 성분들의 종류나 구성 비율은 사슴의 품종, 녹용의 성장기간, 생리적인 요인, 환경적인 요인, 영양적 요인(사료의 조건) 및 녹용의 부위(분골, 상대, 중대, 하대) 등에 따라서 달라지는데, 이 중 녹용의 성장기간과 영양적 조건이 녹용의 품질을 변화시키는 가장 큰 요인이라 할 수 있다.

사슴의 품종에 따른 녹용 성분의 차이나 국가별 녹용 품질에 따른 차이에 대해서는 예로부터 논란의 대상이 되고 있으나, 현재까지 이것을 확실히 입증해 줄 수 있는 뚜렷한 과학적 근거는 없다.

다만 사슴의 품종이나 산지별 · 국가별 품질의 차이가 있다는 논란은 사료의 조건이나 녹용의 수확시기(성장기간)에 의한 차이에서 기인된 것이라는 설명이 매우 설득력이 있다. 한편, 같은 조건에서 생산된 녹용이라 해도 부위에 따라 성분의 차이가 매우 크다.

1. 녹용의 성분은 사료에 따라 차이가 있다.

녹용의 성분은 여러 가지 요인에 의해 달라지는데 사료에 따라 매우 커다란 차이가 있음이 점차 밝혀지고 있다. 건국대 녹용연구센터에서는 농림부의 연구과제로 사료와 녹용성분과의 관계에 대한 많은 연구를 수행하고 있는데, 이러한 연구는 세계적으로 처음 실시한 것으로 녹용의 성분이 급여한 사료에 따라 달라진다는 사실을 명확히 밝혀 나가고 있다.

현재까지 얻어진 연구결과의 일부를 소개하면 다음과 같다.

그림 7-1과 그림 7-2는 가장 일반적인 사슴사료와 여기에 구기자, 당귀, 각종 약초를 혼합 급여했을 때 녹용의 성분 중 글라이코사미노글리칸(Glycosaminoglycan, GAG)과 우론산(Uronic acid)의 변화를 나타낸 것이다. 한약재를 급여한 녹용의 두 성분이 모두 일반사료보다 높은 것을 알 수

있다. 더욱이 그 차이는 상대에서 현저함을 알 수 있는데, 이는 양질의 녹용이란 상대부분이 많은 것이라는 것을 보여주는 하나의 좋은 예가 될 수 있다.

그림 7-3과 그림 7-4에는 녹용의 항독성 기능을 평가하기 위하여 환경호르몬인 다이옥신에 노출시킨 실험동물(Rat)에 사료조건을 달리하여 생산한 녹용을 급여했을 때 사료섭취량, 체중의 차이를 나타낸 것으로, 다이옥신에 노출시킨 랫트(TT)에 비해 다이옥신에 노출시킨 랫트에 녹용을 급여한 실험구에서 그 수치가 높음을 볼 수 있다. 이는 녹용이 다이옥신 감염자의 치료에 효과가 있음을 시사하는 것이다. 더욱이 일반사료 급여구(A1)에 비해 일반사료에 당귀(A2)나 약초를 배합하여 생산한 녹용(A3)의 급여구에서 그 효과가 더욱 높았다는 것은 매우 흥미로운 결과라 할 수 있다.

이와 같은 결과들은 오래 전부터 인체에 유용한 한약재 등을 급여한 양

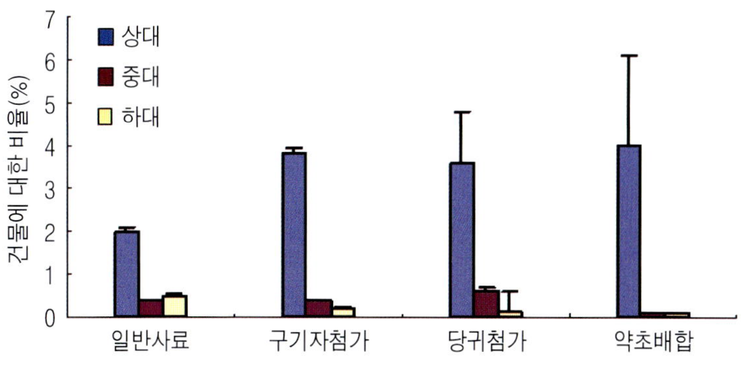

그림 7-1. 사료가 다른 사양조건 하에서 생산된 한국산 엘크녹용의 글라이코사미노글리칸(Glycosaminoglycan, GAG) 함량의 비교 (건국대학교 녹용연구센터, 2001)

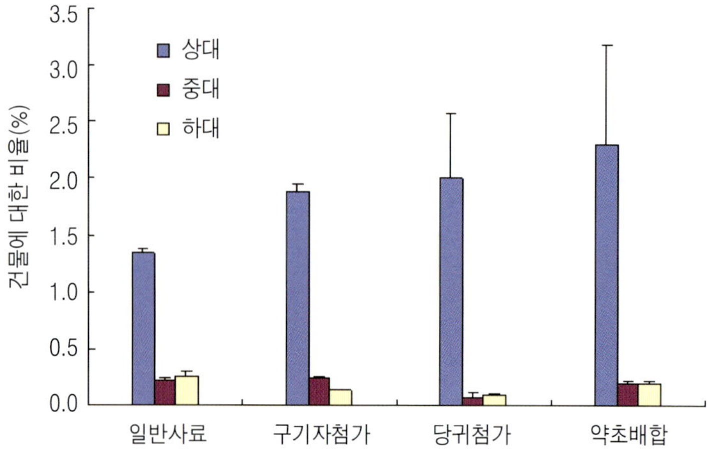

그림 7-2. 사료가 다른 사양조건하에서 생산된 한국산 엘크녹용의 우론산 (Uronic acid) 함량의 차이 (건국대학교 녹용연구센터, 2001)

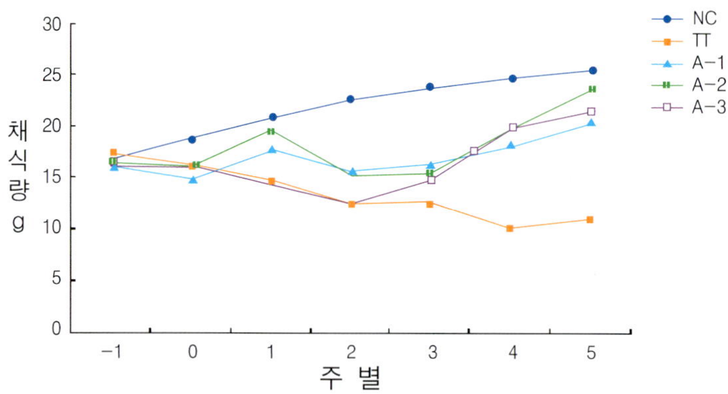

NC : 다이옥신 무처리, TT : 다이옥신에 노출시킨 후 녹용 미급여
A-1 : 일반사료를 급여한 후 수확한 녹용
A-2 : 일반사료에 당귀를 첨가한 사료급여 후 수확한 녹용
A-3 : 일반사료에 혼합 한약재를 첨가한 사료급여 후 수확한 녹용

그림 7-3. 다이옥신에 노출시킨 쥐에게 한국산 엘크 녹용을 급여한 후 5주간 채식량의 변화

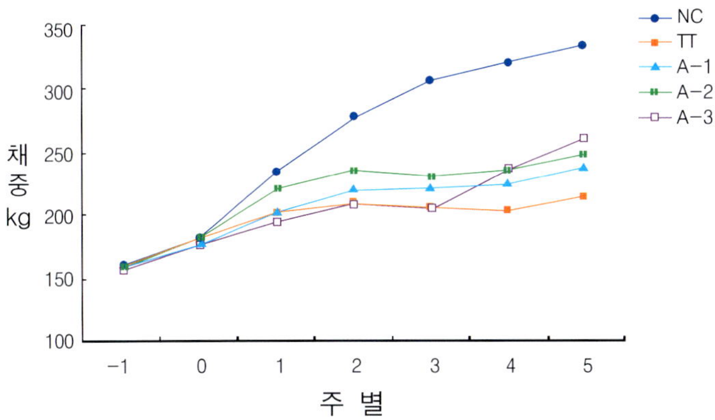

NC : 다이옥신 무처리, TT : 다이옥신에 노출시킨 후 녹용 미급여
A-1 : 일반사료를 급여한 후 수확한 녹용
A-2 : 일반사료에 당귀를 첨가한 사료급여 후 수확한 녹용
A-3 : 일반사료에 혼합 한약재를 첨가한 사료급여 후 수확한 녹용

그림 7-4. 다이옥신에 노출시킨 쥐에게 한국산 엘크녹용을 급여한 후 5주간 체중의 변화

록가들이 자신들의 녹용이 우수하다고 임상적으로 믿어 왔던 것을 과학적으로 그 효능을 입증해 줄 수 있는 자료가 될 것이며, 또한 이것은 국가간 사육자간 생산물의 차별화, 즉 브랜드녹용을 생산할 수 있는 열쇠가 될 것이라고 생각한다.

2. 녹용은 성장함에 따라 겉모습의 변함과 동시에 내부 성분에 커다란 차이가 있다.

봄에 1년간 성장했던 뿔 또는 버튼(녹용을 생산하기 위해 절각한 후 생긴 부분)이 떨어져 나간 후 새 뿔이 자라기 시작하는데, 자라는 뿔은 모양과 그 속의 성분이 지속적으로 변화한다.

다음 그림 7-5과 그림 7-6은 한국산 엘크녹용을 60일부터 100일 사

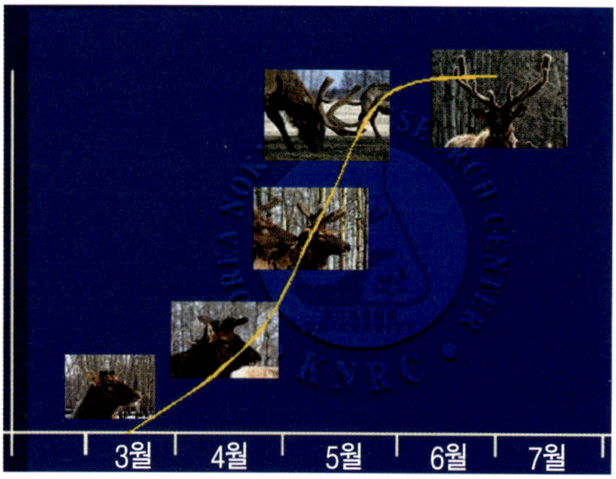

이에 10일 간격으로 절단한 녹용을 분석한 결과로, 성장기간이 길어짐에 따라 조단백질과 글라이코사미노글리칸의 함량이 낮아지는 것을 알 수 있다. 또한 다음 표 7-1은 60일과 80일 성장한 녹용의 아미노산의 함량을 비교한 것으로 60일 성장한 것이 80일 성장한 것보다 높은 수치임을 알 수 있다. 여기에 소개한 몇 가지 성분 뿐 아니라 다른 유기물들도 대부분 이와 같은 경향을 보이고 있다. 한편, 칼슘을 포함한 모든 무기물과 콜라겐은 정반대의 경향으로 성장기간이 길어짐에 따라 함량이 많아지는 확실한 경향이 있다.

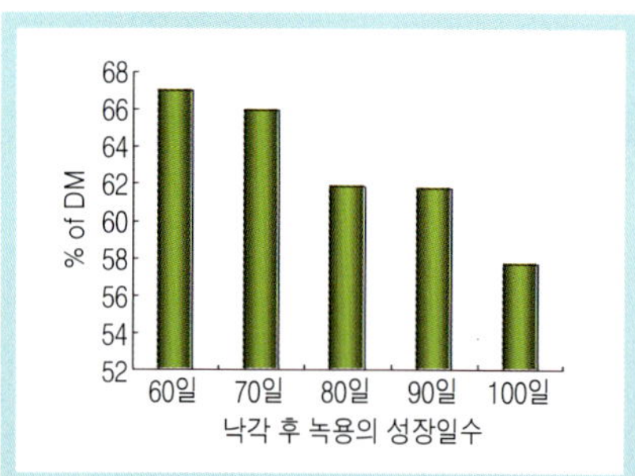

(한국녹용연구센터, 2005)

그림 7-5. 엘크녹용의 성장기간별 조단백질 함량의 변화

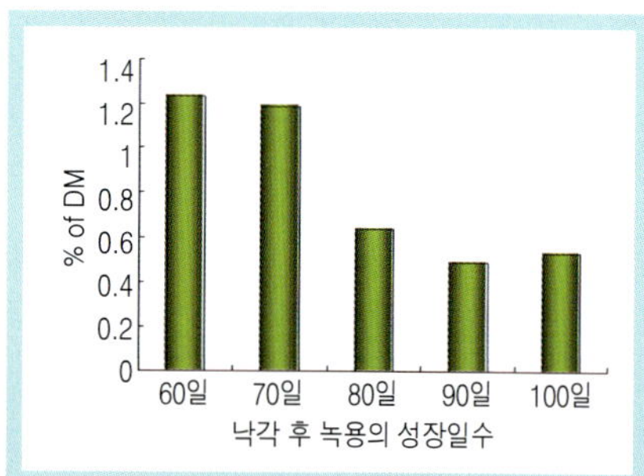

(한국녹용연구센터, 2005)

그림 7-6. 엘크녹용의 성장기간별 GAG의 함량

표 7-1. 60일과 80일 성장한 녹용의 아미노산 함량의 비교

항 목	80일 절각	60일 절각
아스팔트산	4.28	6.91
트레오닌	1.90	3.22
세린	2.15	3.39
글루탐산	6.67	10.45
글라이신	9.04	11.74
알라닌	4.51	7.28
발린	2.43	4.18
이소루신	1.10	1.90
루신	3.41	6.11
타이로신	1.06	1.82
페닐알라닌	1.89	3.40
라이신	3.22	3.98
히스티딘	1.24	2.10
아르기닌	4.25	5.67
합 계	48.14	72.44

3. 녹용은 부위에 따라 성분이 다르다.

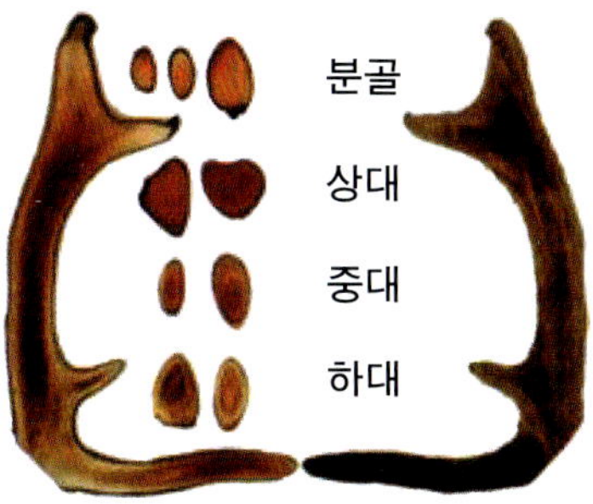

우선 관련 실험 한 가지를 소개한다.

다음 그림 7-7과 그림 7-8은 아주 재미있는 실험으로 같은 꽃사슴의 녹용을 한쪽은 40일에 절단하고, 나머지 한쪽은 60일에 절단하여 부위별로 여러 가지 성분을 비교해 본 것 중 GAG

과 회분의 자료를 보여준 것이다.

우선 녹용의 성장기간별 GAG의 경우, 상술한 엘크실험과 같이 성장일수가 길어짐에 따라 함량이 낮아짐을 알 수 있다. 부위별로 보면 상대 · 중대 · 하대로 내려 갈수록 함량이 낮아짐을 알 수 있다. 회분의 경우는 정반대의 현상이다.

우리가 알고 있는 각종 영양소와 생리활성물질들은 모두 상층부로 갈수록 그 함량이 많아진다. 하층부로 갈수록 많아지는 것은 콜라겐과 칼슘 · 인 등으로 뼈를 형성하는 성분들이다(그림 7-9 참조).

다음 그림 7-10은 성장기간이 다른 녹용을 채취하여 부위별로 나누어

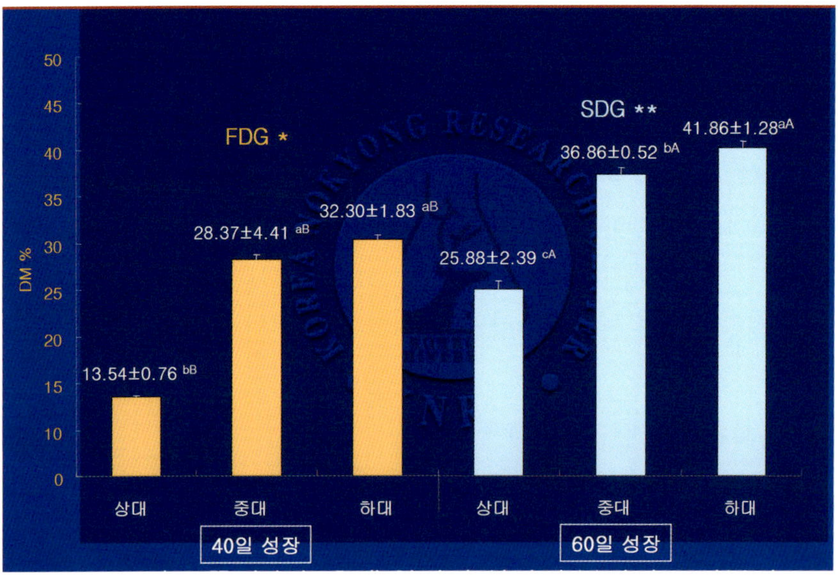

그림 7-7. 꽃사슴 녹용에 있어서 성장기간별 · 부위별 조회분의 변화

제조한 녹용을 가지고 세포성장 반응을 본 것으로 역시 약리성분이 높은 분골 상대부분이 매우 높은 반응을 볼 수 있다.

따라서 녹용을 선정할 때는 특별한 경우가 아니고는 녹용의 전체 부분을 골고루 혼합하여 활용하는 것이 좋으나 하대부분이 많은 것, 즉 지나치게 성장하여 골화된 것은 약리성분이 거의 없고 녹각처럼 칼슘 등 무기물만이 가득 차 있다는 것을 알 수 있어야 한다. 이러한 무기물은 비싼 녹용을 통해서 꼭 섭취할 필요가 없다. 아주 값싼 무기물 식품을 우리는 어디서나 구할 수 있기 때문이다.

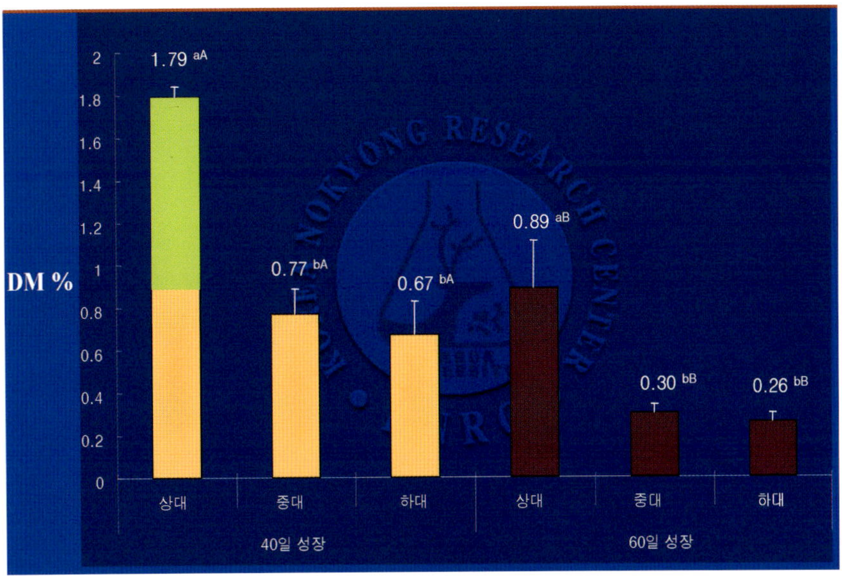

그림 7-8. 꽃사슴 녹용의 성장기간별 글라이코사미노글리칸의 변화

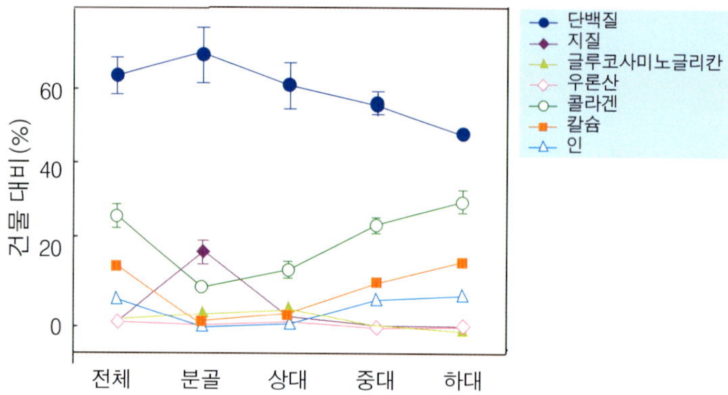

그림 7-9. 녹용 부위별 성분(Modefied by Sunwoo et al., 1995).

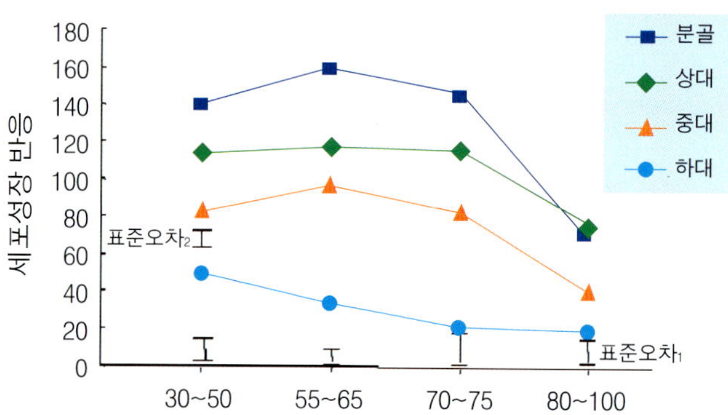

그림 7-10. 녹용의 성장기간과 부위별 세포성장 반응의 차이(suttie, J.M., 2001)

VELVET ANTLER

8
녹용에 관한 최근 연구
(현대 과학적 효능)

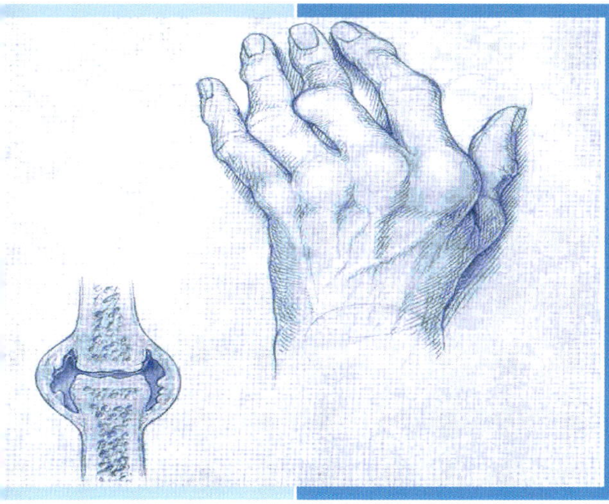

- Arthritis
- (Anti) Aging
- PMS and Menopause
- Osteoporosis
- Athletic Performance
- (Anti) Stress
- Energy
- Migraine Headaches
- Fibromyalgia
- Blood Pressure
- Immune Systems
- Eczema

여기에서는 지금까지 건국대학교 녹용연구센터에서 수행된 연구결과를 중심으로 녹용에 대한 전반적인 연구동향의 소개와 동시에 녹용의 현대 과학적 효능에 관해 독자들이 이해하기 쉽도록 설명하고자 한다.

1. 고혈압 억제효과

고혈압의 발병과 혈압의 유지에는 많은 인자가 관여하는 것으로 알려져 있으며, 현재까지 수많은 연구에도 불구하고 그 작용기작은 완전히 알려져 있지는 않다. 그러나 인체 내에는 혈압을 조절하는 기구인 레닌 안지오텐신(rennin angiotensin)계와 칼리크레인-키닌(kallikrein-kinin)계에 의해 혈압이 조절되는 것으로 알려져 있다. 즉, 레닌 안지오텐계에서 안지오텐신 I 전환효소(ACE)가 안지오텐신 I의 C-말단 펩타이드를 절단하여 혈압을 상승시키는 안지오텐신 II로 전환시키는 역할을 수행함과 동시에

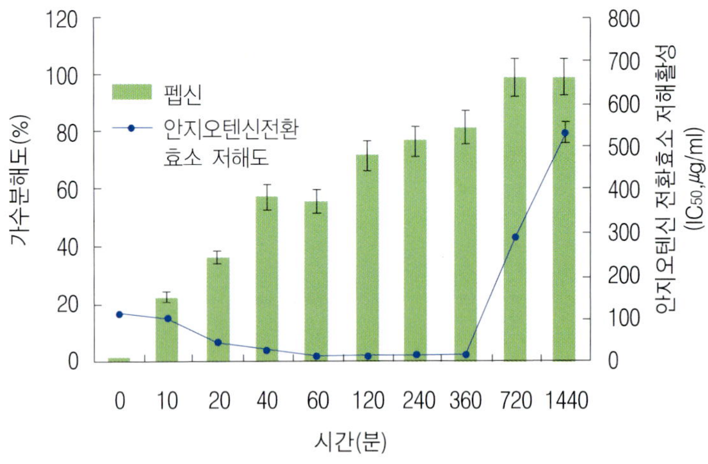

그림 8-1. 녹용 가수분해물의 고혈압 억제효과

혈압강하 작용을 갖는 브레디키닌(bradykinin)을 분해함으로써 생체내에서 혈압을 낮추는 인자를 불활성화시켜 혈압을 더욱 높이는 것으로 알려져 있다. 따라서, 안지오텐신전환효소의 저해제는 안지오텐신전환효소에 의해 혈압을 상승시키는 인자인 안지오텐신 II의 생성을 억제시키고, 혈압을 낮추어 주는 인자인 브레디키닌의 불활성화를 막아 줌으로써 혈압상승을 억제할 수 있을 것으로 판단된다. 한편 녹용의 가장 일반적인 섭취 방법은 녹중탕의 형태인데, 이것은 녹용에 여러 가지 한약재와 함께 물을 첨가하고 열을 가함으로써 추출하는 방법으로 이것이 몸속에 들어가면 위장관에서 분비되는 여러 효소에 의해서 가수분해되어 여러 가지 생리활성을 나타낼 것으로 판단하여 본 연구센터에서는 인체의 위장관에서 분비되는 펩신, 트립신 등의 단백질 분해효소를 이용하여 인위적으로 녹용을 가수분해시킨 후 그 가수분해물의 ACE 저해활성을 측정한 결과, 펩신 가수분해물이 안지오텐신 전환효소를 50% 저해하는 농도(IC_{50})가 9.3μg/ml로 가장 우수하여 녹용이 항고혈압 효과가 있음을 알 수 있었다(그림 8-1 참조).

2. 항산화 효과

인간은 호흡을 통해 공기중의 산소를 취하여 생명을 유지하며, 이렇게 생체내로 들어온 산소는 음식물을 산화시켜 생명활동에 필요한 에너지를 만드는데, 이 과정에서 유해한 자유기(free radical)와 같은 활성산소를 필연적으로 생성하고, 이 활성산소는 인체내의 단백질, 지질, 당 뿐만 아니라 핵산도 손상시켜 암을 비롯하여 동맥경화, 노화 및 치매 등을 발생시키는 것으로 알려져 있다. 따라서 녹용의 항산화 효과를 라디칼 소거효과, 과산화물에 의한 세포 보호효과 및 지질과산화물 생성 억제효과에 대해서 살펴보면 다음과 같다.

1) 라디칼 소거효과

본 연구센터에서는 녹용을 상대, 중대 및 하대로 나누어 사람의 소화기관에서 분비되는 파파인, 트립신, 펩신 등의 단백질 분해효소로 가수분해시킨 후 그림 8-2와 같이 전자스핀공명기기(electron spin resonance, ESR spectrometer)를 사용하여 라디칼 소거 활성을 측정한 결과, 모든 단백질 가수분해물에서 생체내의 정상 세포를 파괴하는 유해(하이드록시, 슈퍼옥사이드 및 알킬) 라디칼을 제거시키는 활성을 나타내었으며, 특히 파파인 가수분해물에서 가장 우수한 효과를 나타내었고, 녹용의 부위별로는 상대 및 중대에서 높은 효과를 나타내었는데, 이는 일반적으로 알려진 하대에서 상대로 갈수록 성장인자 및 유용성분이 많이 포함되어 있는 것과 관계가 있는 것으로 판단된다(그림 8-3, 8-4, 8-5, 8-6 참조).

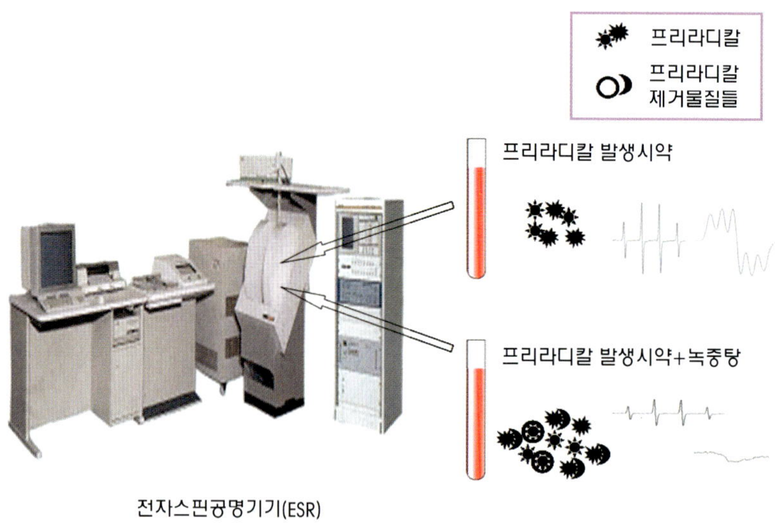

그림 8-2. 전자스핀공명기기(ESR)에 의한 프리라디칼 제거활성 측정

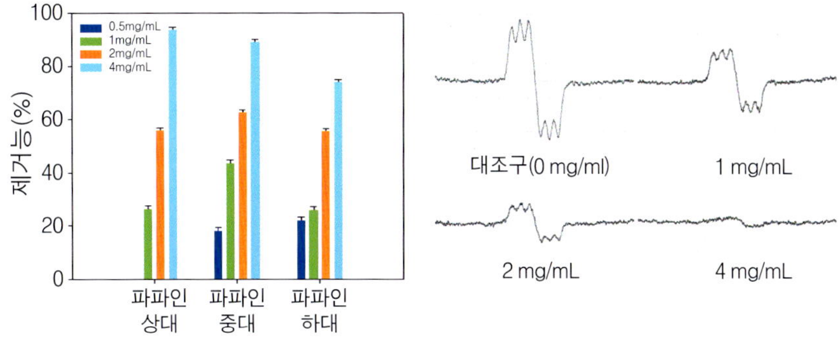

그림 8-3. 녹용 가수분해물의 DPPH라디칼 제거효과

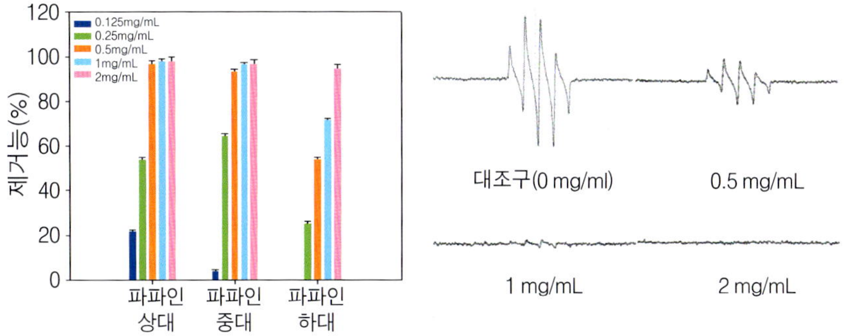

그림 8-4. 녹용 가수분해물 하이드록실라디칼 제거효과

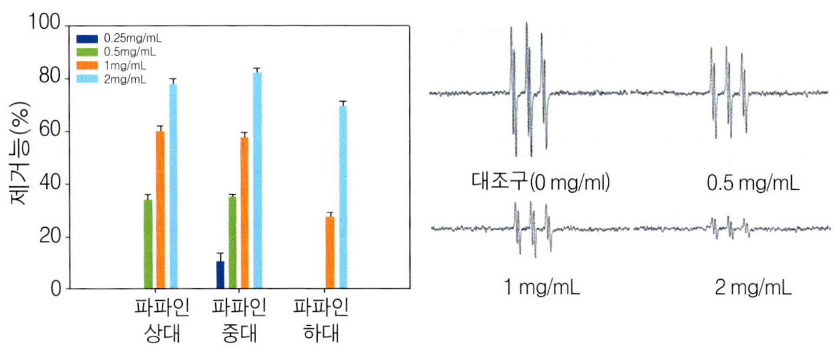

그림 8-5. 녹용 가수분해물의 알킬라디칼 제거효과

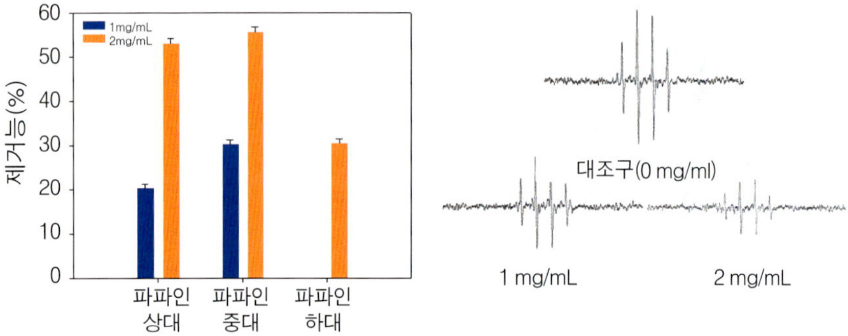

그림 8-6. 녹용 가수분해물 수퍼옥사이드라디칼 제거효과

2) 과산화물에 의한 세포 보호효과

녹용의 세포 내에서의 과산화물(예, 과산화수소)에 의한 세포 손상을 보호하는 효과를 살펴본 결과, 녹용을 파파인으로 가수분해시킨 가수분해물이 간세포 및 신경세포주에서 보호효과를 나타내는 것으로 나타났다(그림 8-7).

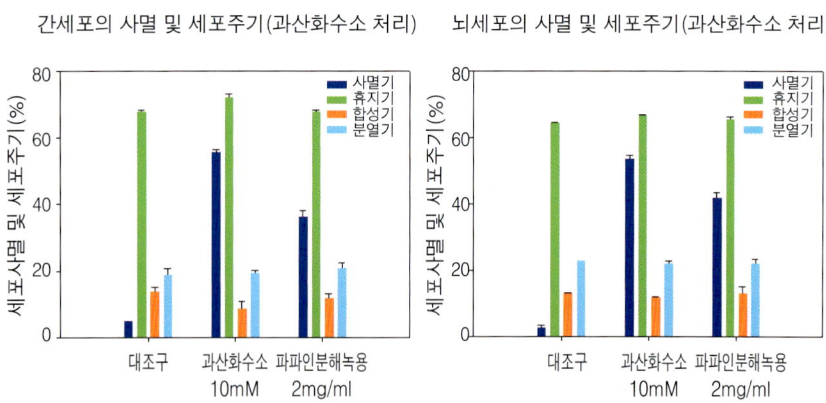

그림 8-7. 수퍼옥사이드 라디칼로부터 세포사멸 방어효과

3) 지질과산화물 생성 억제효과

과산화지질은 체내에 있는 불포화지방산이 산소를 흡수함으로써 산화되어 생성되며, 체내에 과산화지질이 증가하면 피부의 탄력을 좌우하는 섬유질이 약해져 주름살이 생기거나 색소의 침착이 일어나는 등 노화현상이 촉진되고 동맥경화 및 간질환 등이 진행된다. 따라서 노화, 동맥경화 및 간경화 등의 지표물질로 과산화지질을 검출한다. 일반적으로 항산화효능 실험에서 지표물질로 사용하는 과산화지질은 말론디알데하이드(malon-dialdehyde, MDA)인데, 녹용의 지질과산화물 생성 억제효과를 알아보는 실험으로 쥐에 인위적으로 지질과산화를 유발시키는 물질인 크로로포름(CF)을 첨가한 것과 클로로포름과 함께 녹용을 투여한 것의 결과를 비교한 결과, 녹용을 함께 투여한 쥐에서 지질과산화물인 말론디알데하이드의 생성이 억제되어 녹용이 지질과산화를 막는 효과가 있는 것으로 나타났다(그림 8-8 참조).

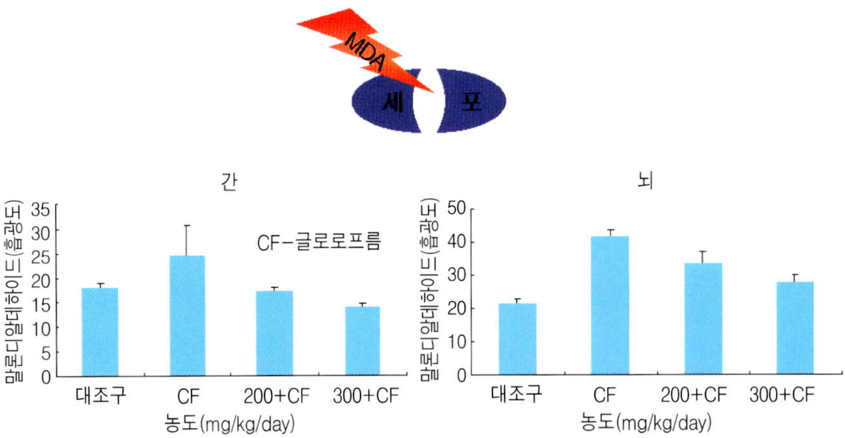

그림 8-8. 세포를 파괴하는 지질과산화 물질 말론디알데히드(MDA)의 감소

3. 노화 억제효과

녹용이 노화현상에 미치는 영향을 알아보기 위하여 노화가 촉진된 쥐에 녹용추출물을 투여한 결과, 노화로 내분비 기능이 감소된 쥐의 혈청에서 남성호르몬인 테스토스테론의 활성, 간의 무게, 단백질의 양 및 활성산소종을 제거시키는 항산화효소인 SOD(superoxide dismutase)의 활성을 증가시켰다(그림 8-9, 8-10 참조). 또한 뇌와 간에서 지질과산화에 의한 말론디알데하이드의 생성이 억제되었을 뿐 아니라 신경독성의 산화물질을 생성하는 모노아민옥시데이즈 타입 B(monoamine deoxydase, MAO-B) 효소의 작용을 억제하여 노화를 억제하는 것으로 나타났다(그림 8-11, 8-12 참조).

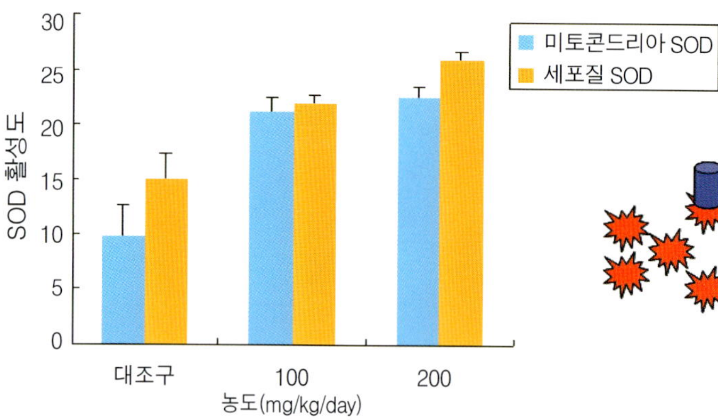

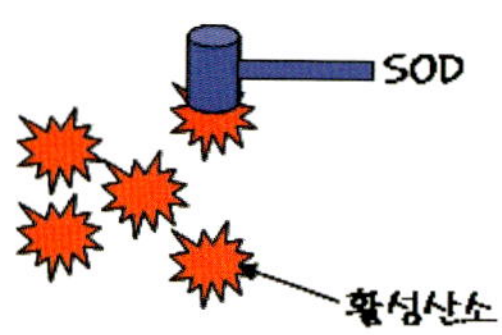

그림 8-9. 노화를 촉진시킨 쥐에서 활성산소를 제거하는 항산화효소(SOD)의 증가 (Wang et al., 1988)

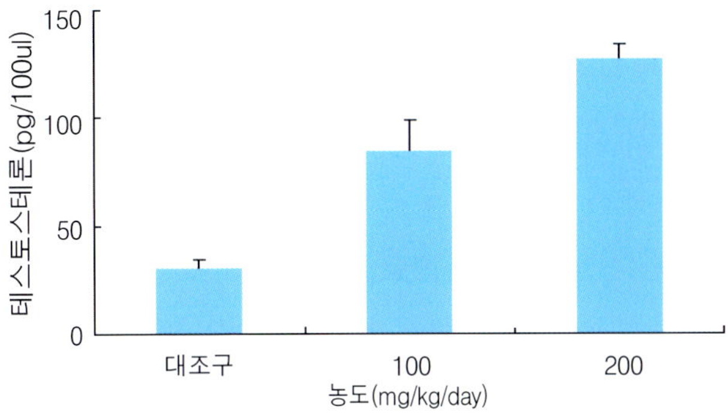

그림 8-10. 노화를 촉진시킨 쥐에서 남성호르몬인 테스토스테론의 함량 증가
(Wang et al., 1988)

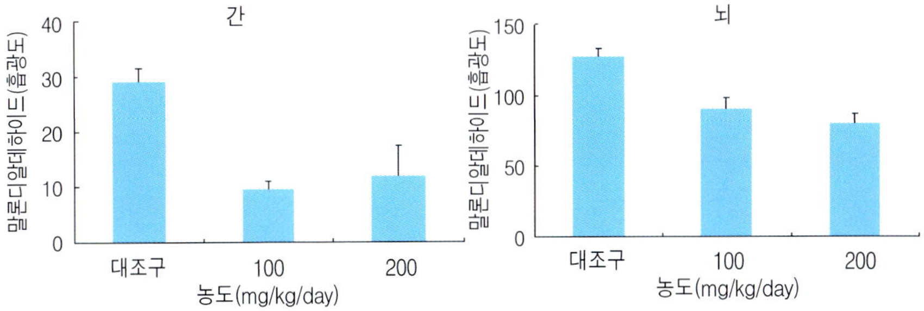

그림 8-11. 노화를 촉진시킨 쥐에서 세포를 파괴하는 지질과산화 물질
말론디알데히드(MDA)의 감소(Wang et al., 1988)

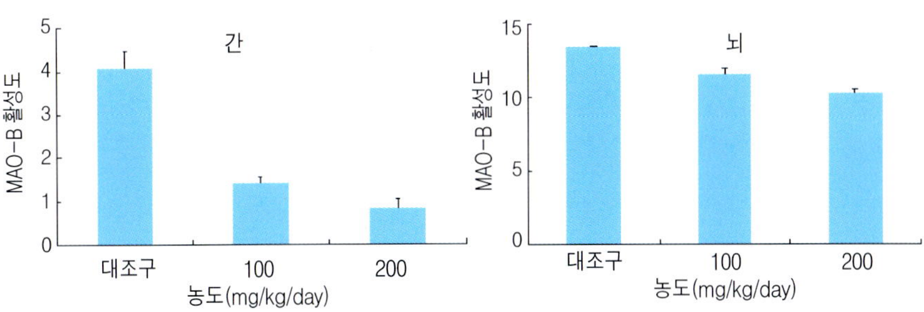

그림 8-12. 노화를 촉진시킨 쥐에서 노화의 지표물질인 모노아민옥시데이즈(MAO-B)의 감소
(Wang et al., 1988)

4. 중추신경계 조절효과

녹용이 한방에서 수면 연장효과가 있다는 임상실험 결과에 착안하여 녹용이 중추신경계에 미치는 효과를 알아보기 위하여 녹용의 에탄올 추출물을 쥐의 대뇌피질의 노르아드레날린(noradrenaline, NA)의 흡수와 분비에 미치는 효과를 검토한 결과, 뇌의 신경말단에서 노르아드레날린의 흡수를 억제하고, 분비를 촉진함으로써 중추 노르아드레날린 신경계 신경절에서 유리형 노르아드레날린을 증가시켜 녹용이 뇌의 기능을 촉진하는 것으로 나타났다(그림 8-13).

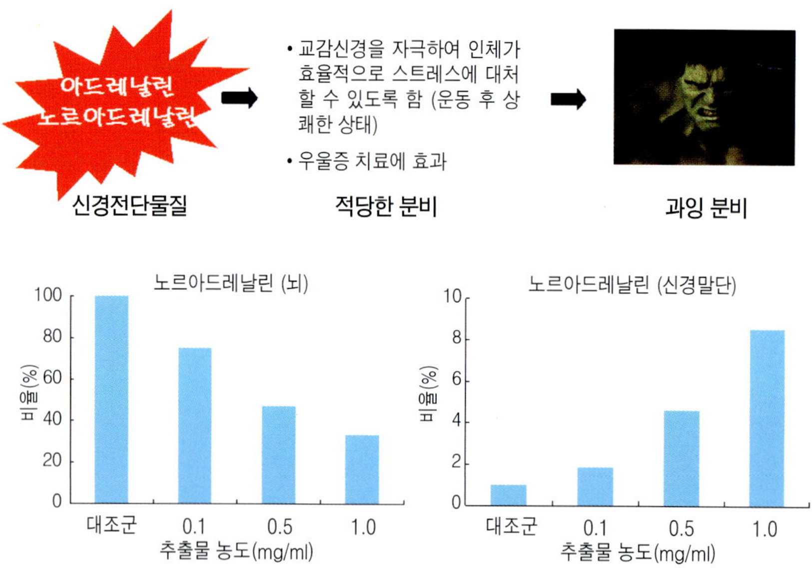

그림 8-13. 녹용이 중추신경계에 미치는 효과(Qi et al., 1988)

5. 뇌신경세포 분화 촉진효과

녹용의 뇌신경세포에 미치는 효과를 알아보기 위해서 현재 행동 신경과학 분야에서 가장 많이 사용되고 있는 Morris 수중미로 실험을 수행한 결과 녹용 투여군은 공간인지 및 기억학습 수행능력에 대한 증진효과가 있는 것으로 나타났다. 또한 미분화된 신경세포에 녹용 폴리펩타이드를 처리한 결과, 분화가 촉진되어 녹용이 뇌신경세포의 분화를 촉진하는 것으로 나타났다(그림 8-14 참조).

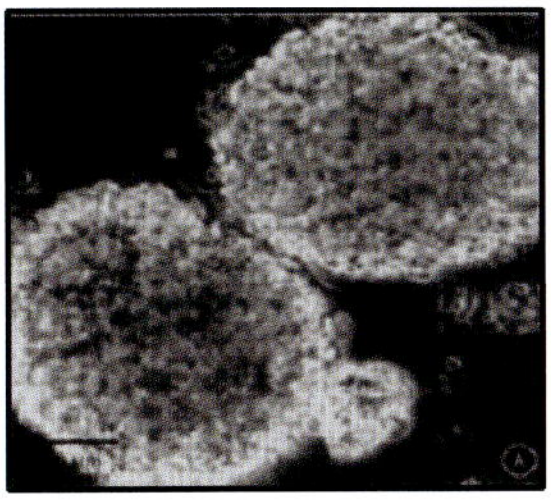

대조구(미분화된 신경세포)

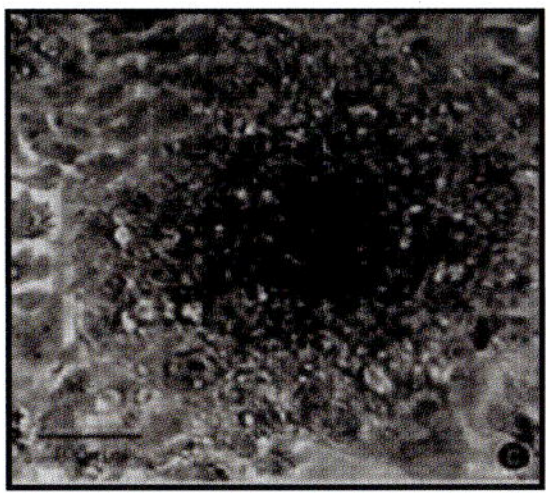

대조구(VAP처리하지 않은 자연분화한 신경세포)-조금 분화))

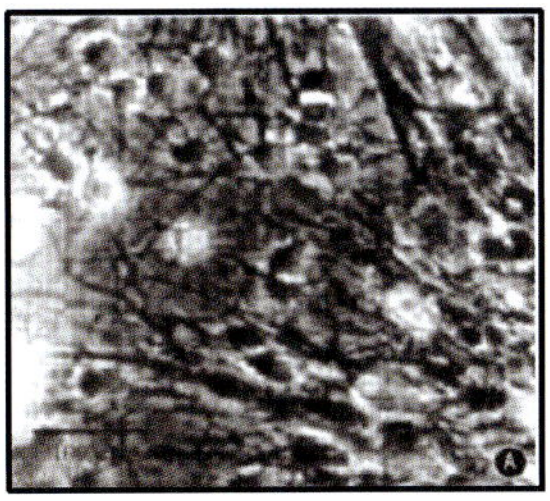

VAP처리(분화된 신경세포)
-많이 분화

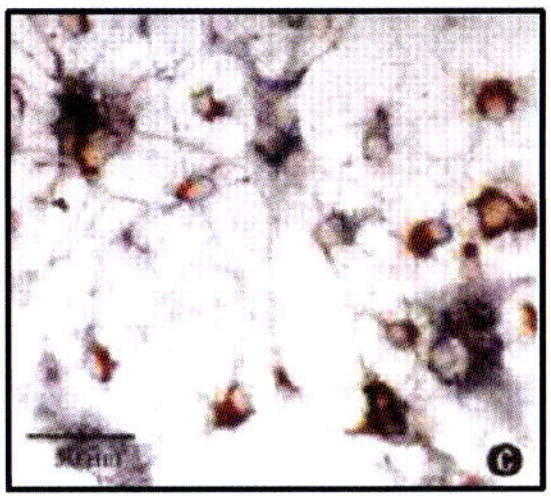

VAP처리:분화된 세포(blue)와 뉴런(red)의 특이적 염색-완전 분화한 세포

그림 8-14. 엠브리오(태아) 렛드의 뇌신경 기원세포에 녹용폴리펩타이드 (VAP)의 효과 (LU et al., 2005)

6. 면역기능 증강효과

면역이란 쉽게 생각하여 외부 공격자, 즉 병균이 몸속으로 침입하였을 때 자기를 방어할 수 있는 기구를 말하는데, 녹용의 면역 증강효과를 살펴보기 위해 물 및 에탄올 추출물을 마우스에 4일간 투여한 후 항원을 주사한 결과, 식균작용 증강효과를 나타내었으며, 특히 에탄올 투여군의 경우 식균계수비가 1.58로 면역증강 물질로 알려진 자이모산(zymosan)의 1.62와 비슷하여 면역 증강효과가 우수한 것으로 나타났다(표 8-1 참조).

표 8-1. 쥐에서 녹용 추출물의 면역 증강효과

처 리	농도(mg/kg/d, p.o.)	효 율	비 율	인덱스
에탄올 추출물				
대조구		0.0216 ± 0.0017[a]		
녹용	5	0.0256 ± 0.0023	1.18[b]	1
	10	0.0342 ± 0.0028	1.58	2
자이모산	50 (i.p.)	0.0350 ± 0.0030	1.62	2
물 추출물				
대조구		0.0208 ± 0.0013		
녹용	10	0.0256 ± 0.0010	1.23	1
자이모산	50 (i.p.)	0.0304 ± 0.0016	1.46	2

a) 5마리 쥐의 평균값
b) 면역잠재력 : 비율 = <1, 활성 없음; <1.5, 활성; >1.5, 매우 활성.

7. 골다공증 치유효과

골다공증이란 뼈의 화학적인 구조에는 변화가 없이 골질량의 전반적인 감소를 일으키는 질환으로 폐경기 이후 여성과 노년층에서 많이 생기는 질병이다. 이러한 골다공증을 예방하기 위해서는 성인기에 도달하는 최대 골질량을 높게 유지할 필요가 강조되고 있으며, 이를 위해 가장 중요한 요인으로 충분한 양의 칼슘섭취를 들고 있다. 일반적으로 녹용은 풍부한 칼슘 공급원으로 알려져 있다(그림 8-15 참조). 따라서 녹용으로부터 골다공증 치료효과를 살펴본 결과, 녹용에 들어있는 라이소포스타티딜콜린이 뼈로부터 칼슘을 방출하는 세포인 파골세포의 분화를 억제하는 것으로 나타나 녹용이 골다공증을 치유하는 효과가 있는 것으로 나타났다.

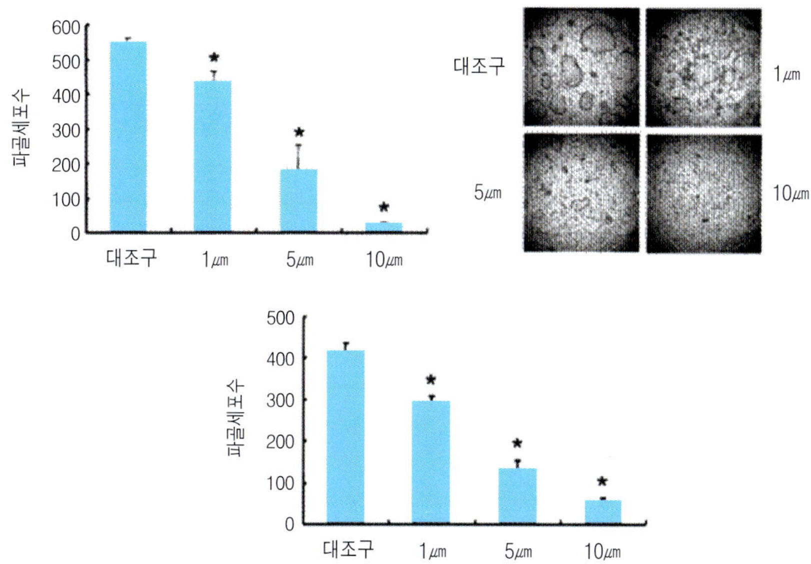

그림 8-15. 녹용의 파골세포 분화 억제효과(제1회 녹용과학심포지움, Jhon et al., 2002)

8. 항암효과

녹용에 대한 항암효과는 두 개의 군으로 나누어 실험을 수행하였다. 즉 복수암 쥐에 대해 녹용 추출물 및 녹용발효 추출물을 처리한 결과, 대조구에 비해 녹용 추출물 처리군의 경우 약 24%, 녹용발효 추출물 처리군의 경우 약 40%의 생존일수의 증가를 보여 항암효과가 뛰어난 것으로 나타났다(그림 8-16 참조). 또한, 현재 항암제로 널리 사용되고 있는 미토마이신 C는 신장 독성, 구토, 설사, 복통 및 적혈구, 백혈구, 혈소판 감소증 등의

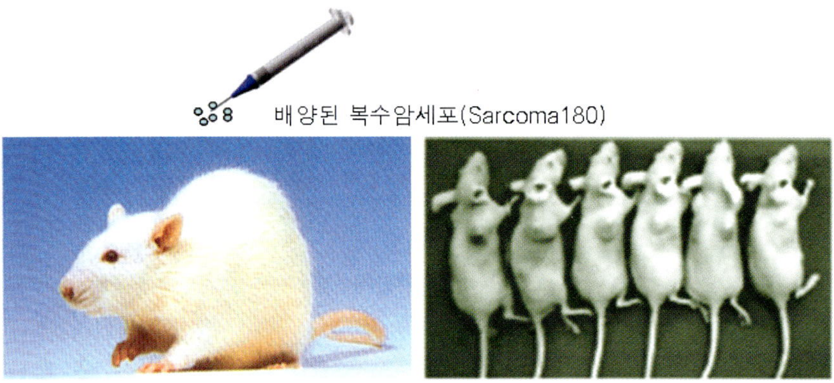

구 분	동물수	평균 생존일 ± 표준편차	처리구의 평균 생존일수 / 대조구의 평균 생존일수 × 100	46일 이후의 생존율
대조구	9	26.6 ± 9.8	100.0%	0%
녹용처리구	9	33.1 ± 10.4	124.4%	22%
녹용발효처리구	9	35.9 ± 11.7*	139.2%	33%

*$p < 0.05$

그림 8-16. 녹용의 파골세포 분화 억제효과(Kim et al., 1994)

여러 가지 부작용을 유발하는 것으로 알려져 있는데, 녹용 추출물을 함께 복용하면 이러한 부작용을 개선시키는 효과가 있는 것으로 알려져 녹용이 암의 치료에도 탁월한 효과가 있는 것으로 나타났다.

9. 혈소판응집 및 혈전생성 억제효과

표 8-2. 녹용 추출물의 항혈소판 응집반응(Domino et al., 1983)

시 료	농도(mg/ml)	저해율(%)
에탄올 추출물	1	84 ± 7
	0.6	58 ±12
	0.5	46 ± 8
물 추출물	1	40 ± 4

*혈소판은 콜라겐으로 응집시킴(6 x10^{-6}g/ml)

표 8-3. 녹용 추출물의 항트롬빈 효과(Domino et al., 1983)

시료 (mg/kg)		실험쥐의 수	6분 이내 회복한 쥐의 수	15분 이내 회복한 쥐의 수		5분 이내 죽은 쥐의 수	
				마리	%	마리	%
대조구(물)		27	2	4	15	20	74
물 추출물	200	28	2	8	29	14	50
	500	30	2	7	23	18	60
아스피린	50	28	5	10	36	15	54
대조구(PVP)		29	0	3	10	21	72
에탄올 추출물	200	52	2	17	33	28	54
	500	48	6	18	38	25	52
아스피린	50	26	1	11	42	11	42

*15분 이내에 회복한 쥐의 수에 6분 이내에 회복한 쥐의 수가 포함됨.

혈소판응집은 혈전성 질환의 한 요인으로 여러 가지 내인성 물질들에 의하여 쉽게 응고되며, 응고를 더 진전시키는 여러 가지 물질이 분비됨으로써 혈소판은 혈전형성이 시작되어 허혈성 질환으로 진전된다. 또한, 혈소판으로부터 분비되는 물질들은 많은 다른 생리작용을 매개하며 동맥경화나 다른 병리증상과 연관성을 나타내는 것으로 알려져 있다. 따라서 녹용추출물의 혈소판응집에 미치는 효과를 살펴본 결과, 녹용의 에탄올 및 물 추출물에서 혈소판 억제효과를 나타내었으며, 또한 녹용 추출물을 쥐에 투여한 결과 약 30% 정도의 항트롬빈 활성을 나타내어 항혈전 효과도 있는 것으로 판명되었다(표 8-2, 8-3 참조).

10. 환경호르몬 방어효과

환경호르몬이란 내분비계 장애물질로 미국 환경청(Environmental Protection Agency: EPA)에서는 "체내의 항상성 유지와 발생과정을 조절하는 생체 내 호르몬의 생산, 분비, 이동, 대사 결합작용 및 배설을 간섭하는 외인성 물질"로 정의하고 있으며, 경제협력개발기구(Organization of Economic and Community Development: OECD)에서는 "내분비계 기능에 변화를 일으켜 정상적인 개체 또는 그 자손의 건강에 위해한 영향을 나타내는 외인성 물질"로 정의하고 있다. 이들 내분비계 장애물질은 생태계 및 인간의 생식기능 저하, 기형, 성장장애, 암 등을 유발하는 강력한 물질로 기존의 독성화학 물질보다 훨씬 저농도에서도 생체에 영향을 미칠 수 있으며, 먹이사슬을 통해 농축되기 때문에 더욱 위험하다. 또한 내분비계 장애물질은 생체내 호르몬의 합성, 방출, 수송, 수용체와의 결합 및 수용체 결합 후의 신호전달 등 다양한 과정에 관여하여 각종 형태를 교란시킴으로써 생태계 및 인간에게 영향을 미치고, 차세대에선 성장억제와 생식

이상 등을 초래하기도 한다. 이와 같이 산업용 화학물질에서 기인한 내분비계 장애물질은 환경오염을 유발할 뿐만 아니라, 생명체에 여러 가지 부작용을 나타낼 우려가 있으므로 국내외적으로 이에 관한 연구가 활발하게 진행되고 있다. 현재 우리가 널리 사용하고 있는 플라스틱, 각종 합성수지, 산업용 페인트 및 자동차의 배기가스 등에는 여러 가지 내분비계 장애물질들이 다량 포함되어 있는 것으로 알려져 있다.

한편, 이러한 내분비계 장애물질로 인해 정상적인 세포에서는 세포사멸이 유도되는데, 특히 남성 호르몬인 테스토스테론을 생합성 및 분비하는 레이디히세포와 여성의 자궁세포, 유방세포 및 간세포의 사멸은 남성과 여성의 생식능력 저하는 물론이고, 유방암 및 간암 유발의 원인으로 주목받고 있다. 따라서 녹용에 대한 환경호르몬 방어효과를 살펴보기 이하여 흰쥐를 환경호르몬인 다이옥신에 노출시켜 독성을 유발한 후, 내분비계 독성실험을 수행한 결과, 고환에서의 독성이 현저하게 감소하여 녹용이 환경호르몬 방어효과가 있음을 알 수 있었다(표 8-4 참조).

표 8-4. 쥐에서 녹용의 환경호르몬 방어효과(2002년 녹용과학 심포지움)

그룹(10마리씩)	몸무게(g)	고환무게(g)	고환/몸 무게(%)
대조구	348	3.61	1.04
다이옥신	216^{+}	2.31^{+}	1.07
다이옥신+녹용	268^{+}	3.17*	1.18*
다이옥신+녹용	238^{+}	2.97*	1.25*
다이옥신+녹용	291*	2.98*	1.02

11. 항피로 효과

녹용 추출물의 항피로 효과를 쥐의 강제 수영시간을 지표로 측정한 결과, 녹용 에탄올 및 물 추출물을 투여한 군에서 대조구인 토코페롤 투여군과 유사한 수영시간 증가를 보여 녹용이 피로감을 경감시켜 주는 효과가 뛰어남을 알 수 있었으며, 이는 운동선수들이 녹용을 섭취함으로써 피로감을 경감시킬 수 있음을 시사하는 것으로 판단된다(그림 8-17 참조).

12. 항스트레스 효과

간, 림프구, 흉선세포, 지방세포, 신장, 및 뇌하수체 전엽 등에서 분비되는 여러 가지 호르몬이 스트레스와 관련된 것으로 알려져 있으며, 특히 스트레스에 의하여 부신피질 호르몬이 분비되면 생리적인 현상에 변동을 일으키고 신체의 저항력에 변동을 초래한다. 일찍이 고정 스트레스에 의하여 부신, 흉선, 비장 및 갑상선 무게에 현저한 변동을 초래하며 대조군의 경우

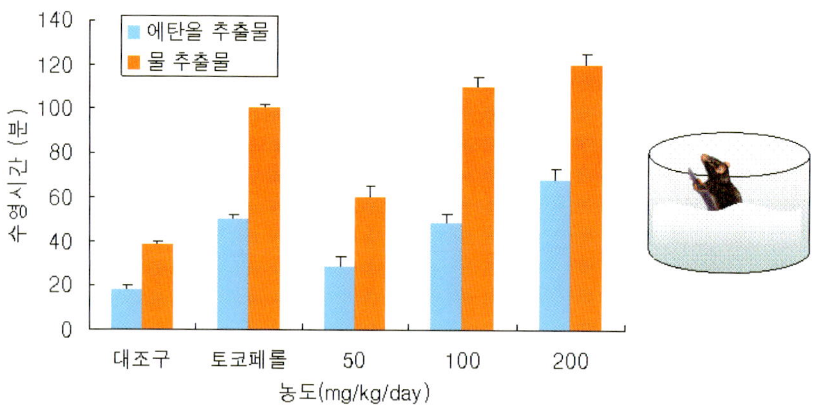

그림 8-17. 녹용의 항피로 효과에 의한 쥐의 수영시간 연장(Busnel et al., 1998)

부신의 중량이 증가하고 흉선, 비장 및 갑상선 중량은 감소하는 것으로 알려져 있다. 따라서 녹용 추출물을 전 처리한 흰쥐에 고정 스트레스를 유발시킨 후 부신, 비장, 흉선 및 갑상선 중량에 미치는 효과를 살펴본 결과, 녹용 투여군에서 각종 장기 중량의 회복효과를 보여 항스트레스 효과가 있음이 관찰되었다(표 8-5 참조).

표 8-5. 스트레스를 유발한 쥐에서 녹용추출물의 항스트레스 효과(Brekhmann et al, 1969)

실험군	농도(mg/kg/일)	부신(mg)	흉선(mg)	비장(mg)	갑상선(mg)
대조군		24.26	529.1	567.6	24.98
스트레스		34.73	340.1	315.2	16.78
스트레스+녹용	50	29.02	346.9	365.9	21.83
	200	28.47	351.3	403.0	20.63

13. 녹용의 생리활성물질

녹용의 세로길이 성장은 골형성 과정에 의해 이루어지며, 황산화된 글라이코사미노글리칸류들은 일반적으로 단백질과 연결되어 프로테오글리칸의 형태로 존재하는데, 이는 관절에 유효한 성분들로 알려져 있다. 한편, 녹용에 들어있는 글라이코사미노글리칸류는 콘드로이친황산, 케라틴황산, 하이아우론산, 더마탄황산, 헤파란황산, 헤파린 등이 다량 함유되어 있는 것으로 알려져 있고, 시알산은 녹용의 새로운 지표물질로 알려져 있는 강글리오사이드의 종류를 결정하는 주성분으로 강글리오사이드는 세포의 신호전달계 및 면역에 매우 중요한 기능적 역할을 하며, 특히 성장, 분화 및 부착과 같은 세포의 일련 과정에서 중요한 역할을 하는 것으로 알려져 있다. 이 외에도 콜라겐, 성장인자 및 호르몬 등이 다량 함유되어 있는 것으로 알려져 있다.

14. 기타

앞에서도 언급하였듯이 녹용은 사슴의 뿔이 딱딱하게 각질화되기 전에 잘라서 사용하는 것을 말하며, 녹용 속에 들어있는 다양한 성분들로 인하여 여러 가지 생리활성이 발현되는 것으로 보고되고 있다. 따라서 현재 한국에서의 녹용에 대한 연구는 건국대학교 한국녹용연구센터, 이화여자대학교, 한국한의학연구원, 서울대학교를 중심으로 녹용의 성분분석, 녹용의 품질 평가방법, 항고혈압 활성, 항산화 활성, 면역증강 활성 등에 관한 연구가 진행되었거나 현재 진행되고 있으며, 한국한의학연구원 및 생명공학연구원에서는 프로테오믹스(proteomics) 기법을 이용한 성장호르몬과 면역세포를 증강시키는 후보물질을 탐색하는 연구가 수행되고 있다.

이 외에 뉴질랜드, 캐나다 및 영국을 중심으로 녹용의 약효 성분에 대한 연구가 활발히 진행되고 있다.

또한 현재 건국대학교 녹용연구센터에서는 사슴의 종류별 · 산지별 및 녹용의 부위별 또는 절각 시기별에 따른 녹용의 화학적인 성분 변화 및 생리활성에 관한 연구, 셀레늄, 뽕잎 및 허브 등의 섭취가 녹용의 성분 변화에 미치는 영향 및 활성 성분의 녹용으로의 이행 정도에 대한 연구 및 한국산 녹용의 표준화에 대한 연구가 현재 진행되고 있다.

그림 8-18에 현재까지 알려진 녹용의 효능을 간략히 정리하였다.

녹용의 효능

▶ 만성피로, 원기회복, 체력증진 효과	▶ 항산화 노화방지 효과
▶ 어린이 성장 발육	▶ 피부미용 효과
▶ 조혈기능, 빈혈치료 효과(산전, 산후)	▶ 자궁출혈, 하혈예방, 불임증 치료효과
▶ 근육, 골격발달 강화 효과	▶ 피부종기 소염효과
▶ 간 기능 개선 및 보호(간질환에 효과)	▶ 위궤양 치료효과
▶ 면역기능 강화효과	▶ 저혈압, 동맥경화증에 효과
▶ 인내심 증가, 정신력 강화효과	▶ 강장, 성욕항진, 수정율 향상 효과
▶ 상처와 수술 후 빠른 회복효과	▶ 위장운동 촉진, 식욕증진 효과
▶ 항스트레스 효과	▶ 신경쇠약, 심계항진 효과
▶ 관절염 예방 및 치료 효과	▶ 조루, 몽정 치료효과
▶ 골다공증 예방 및 치료 효과	▶ 부인병(냉, 대하) 치료효과
▶ 함암 효과	▶ 당뇨병 치료효과

그림 8-18. 녹용의 효능

鹿茸 velvet antler

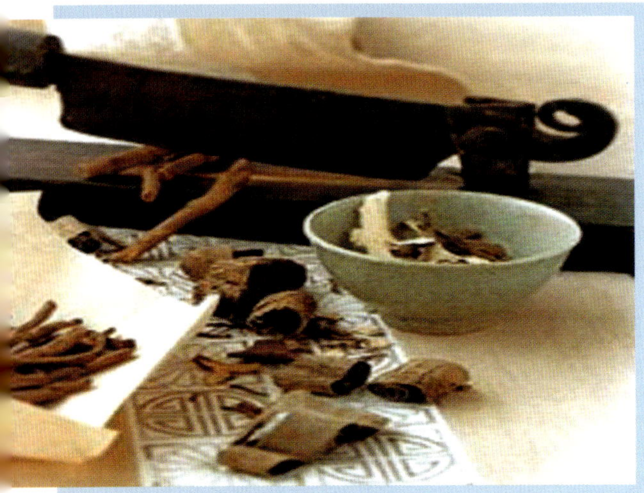

V E L V E T   A N T L E R

9

녹용의 한의학적 임상효능은?

사람이 부모에게서 태어남에 있어 건강함과 부족함이 있고, 질병에 잘 감염되는 사람과 그렇지 않은 사람이 있다.

옛 의성들이 녹용은 순양(純陽)의 기질을 가지며 발생(發生)의 기운을 품고 있다고 표현하였을 정도로 녹용은 하늘과 자연이 준 명약으로 건강한 이가 복용하면 더욱 강건해지고, 병약한 사람에게는 항병력을 크게 신장시키는 특이성이 있다.

순양은 부모에게서부터 이어받은 선천적인 기운을 말하는데 사람에게서 이 힘이 부족하면 여러 종류의 질환이 발생하게 된다.

녹용은 사람에게서 부족하기 쉬운 양기(陽氣)를 도와 주면서 인체에 근원적인 힘이 되는 정수(精髓)와 대를 이어 주는 정액, 그리고 혈액의 생성작용을 활발하게 끌어주고 혈액대사를 왕성하게 하는 힘의 원천이 되는 효력을 나타낸다. 또 녹용은 어느 특정 체질인과 남녀와 연령에 구애됨이 없이 통용된다.

주로 효능이 작용하는 장기는 명문(命門)과 심포락(心包絡), 간(肝), 신(腎)의 음분(陰分)이며 순전한 양기, 진수가 되는 양기(陽氣)와 진양(眞陽)을 보하므로 여러 종류의 병증예방과 기력을 상승시키면서 의지력을 강건하게 하는 힘을 얻게 된다.

녹용은 노동력을 과다하게 소모시켜서 발생된 기력 감퇴증상과 신체가 파리하고 수척하면서 기운이 없고 허리가 아픈 증상에 체내에서 부족하기 쉬운 화기(火氣)와 양기(陽氣)를 도와 주므로 정액 생성작용을 돕고 골수의 재생력을 증강시켜서 골격을 강인하게 하면서 근육의 탄력과 수축작용을 원활하게 이끌어 주게 된다. 따라서 유정, 몽정을 방지하면서 정액생산을 원활하게 하고 대소변은 조절하면서 하초(下焦)를 건실하게 이끈다. 이런 이유로 허약한 체질을 가진 아이들에게 가장 유익하여 기력을 올리게 한다.

1. 소아과 질환

소아의 기본 특징은 생장과 발육으로 규정지을 수 있다. 신체 성장은 신장과 체중, 신체 각 부위는 물론 치아까지도 생장하는 것을 의미하고 지능 발육은 감각신경 발육, 운동신경 발육, 언어 발육, 성격 발육 등으로 나눌 수 있다. 이와 같은 발육 기간 중에는 세포의 활동력이 매우 왕성하고 신속하다. 이 때에 어린이에게 녹용을 먹이면 신체와 지력 형성에 탁월한 반응을 나타내게 된다. 녹용의 어린아이에 대한 효능은 성장발육 촉진, 감기 예방, 식욕증진, 보행장애 개선, 지혜력(뇌기능) 향상, 소아빈혈 등으로 정리할 수 있다.

2. 청소년 질환

청소년기에는 성장 호르몬의 분비를 촉진시키고 이를 받아들일 수 있는 시기이므로 골격세포의 분화 촉진작용을 유도하면서 근육세포의 수축력과 신장력을 강화시키는 효능을 이끌어내는 작용에서 역시 중심축을 이루는 것은 녹용의 효능이다.

청소년기에 녹용의 효능은 뇌기능 활성으로 학업성적 향상과 각종 영양소의 소화흡수 촉진작용에 의한 성장촉진 작용을 대표적으로 들 수 있다.

3. 산전 · 산후 질환

녹용의 효능 중에 안태하기(安胎下氣)시킨다는 말이 있는데, 임신중에 복용하면 태아와 산모의 건강을 증진시키고, 위로 상기되는 기운을 아래로 내려 주어서 효능을 원활하게 이끌면서 활동력을 증가시킨다는 뜻이다.

일반인이 생각하기에 임신중에 녹용을 먹으면 태아에게 영양과 약효가

전달되어 태아만 성장하므로 해산 시에 고통을 느낀다고 말한다. 그러나 이것이 과학적으로 입증된 사실은 아직까지 접하지 못하였다. 이런 속설들을 들을 때마다 환자의 예민성을 다시 한번 느끼게 한다.

산모가 극도로 허약하고 빈혈이 심하고 식욕도 없고 구토만 연달아서 할 때에는 녹용을 써서 체력향상과 빈혈치료에 힘써야 한다.

출산 1개월 전에 복용하면 산모도 건강하고 태아도 건강하게 태어나면서 일생 동안 건강인으로 활력 있게 살아가게 된다.

해산 후에는 자궁 내에 산후악혈(産後惡血)이 있게 되므로 먼저 이것을 제거시키는 요법을 2~3일 시행한 후에 이어서 녹용과 그 배합처방을 복용하게 하면 산후 질환치료에 현저한 공효를 얻게 된다. 이를테면 요통, 팔다리 저림증, 어지럼증, 허약증이 개선되면서 기력이 상승되게 한다.

산후에 녹용을 먹으면 살이 찐다는 말이 있는데 녹용이 식욕증가 효과도 있는 것은 사실이나 산후에는 산모가 체중이 크게 증가되어서 몸이 무겁고 소변의 배설도 잘 안 되므로 이 때에는 주로 이뇨효과가 탁월한 약물을 쓰거나 체지방도 저하되는 약물을 복용하면 체중을 도리어 감소시키면서 산후 후유증 치료에도 기여하게 된다.

산후에 녹용을 배합한 처방을 쓸 때와 일반 산후 보약처방만을 복용시켰을 때에 효력상에서 큰 변화를 느낄 수 있었다. 그것은 바로 녹용배합처방을 투여했을 때에 체력 향상과 골격계 질환 치유력이 매우 높았음을 알 수 있었다.

그 외 자궁출혈, 난산, 불임치료에 녹용은 매우 효과적이다.

4. 강장작용

강장(强壯)이란 모든 일에 정열감을 가지고 피로나 괴로움을 느끼지 않고 나날이 체력을 증진시킨다는 뜻이다. 뇌, 간, 콩팥의 조직세포 안에서 산소 소모량을 증가시키면서 적혈구 혈색소 망상적혈구수를 고르게 향상시키는데 특히 적혈구수의 생성을 촉진시킨다. 이런 관계에서 인체는 근육의 피로를 감소시키고 조직세포의 재생과정을 증강시키는 효과가 나타나며 체중도 증가되는 효력을 가지게 된다.

5. 항피로 효과

사람이 잠에서 깨어나면 몸이 가볍고 마음이 상쾌해야 되지만 아침부터 무력감, 피로감에 젖어 일상적 생활은 지탱하기 힘들어하는 사람이 있다. 이러한 증상에 녹용과 그 배합처방(녹용, 황기, 인삼, 복령)들은 복용하면 몸이 가벼워지고, 일에 의욕을 갖게 되며, 작업능력이 현저하게 향상됨을 스스로 느끼게 된다. 그러므로 밤에는 잠을 잘 자게 하고 식욕도 점차 늘게 된다.

고대문헌에서 익기강지(益氣强志) 생정보수(生精補髓)한다는 것은 선천적인 기력 감퇴증상을 보완하고 골격근의 피로를 경감시키면서 피로를 감소시키는 것이다. 항피로와 항산화작용은 결국 심장근육과 뇌혈관의 혈액 공급량과 비례하는 것으로 평가되고 있다.

6. 기후 적응력

녹용을 먹은 사람과 먹지 않은 사람은 기온에 적응하는 힘이 달라지는데, 녹용을 먹은 사람은 추위에 견디는 힘이 향상되고, 또 더위에도 적응력이 강하다는 것이다.

자체 내에서 형성된 면역기능의 활성화로 항병력과 자연에 적응하는 저항력이 높아지므로 더위나 추위에 잘 견디는 힘이 생성되는 것이다. 이것은 부신피질의 자극작용으로 표현되기도 한다.

7. 만성해소, 천식치료

녹용은 진해, 거담제가 아님에도 이와 같은 질환치료에 현저한 반응을 보인다. 녹용의 보신(補腎)작용은 신장기능 부족으로 인하여 만성기관지염, 감기 후유증으로 해소 천식과 가래가 지속적으로 배출되는 증상에 폐와 기관지 기능을 활성화시키면서 치유력을 향상시키거나 근원적인 치유제가 되기도 하면서 폐암까지도 억제반응을 나타내게 된다.

8. 조혈 · 보혈작용

녹용이 조혈기관에 작용하여 조혈모세포수를 크게 증가시킨다는 것은 기지의 사실이다. 임상에서 보면 빈혈, 산후 빈혈, 외과적 수술이나 출혈 후 빈혈, 재생불량성 빈혈, 출혈성질환, 백혈병 등에서 치료효과가 탁월하다. 녹용과 당귀, 천궁, 숙지황, 작약의 사물탕 배합처방 등은 녹용의 효능을 배가시키면서 빈혈치료에 현저한 회복력을 인정받고 있다. 어지럽고 얼굴이 파리하면서 하얗게 변하고 식욕도 감퇴되면서 기력이 없고 다리에 힘이 없어서 걷기도 싫어하면서 다리가 떨리거나 경련이 일고 잘 넘어지는 현상을 재현하는 사람들에게 녹용을 투여하면 증상이 호전되고, 병리검사 소견에서도 적혈구와 백혈구수가 증가됨과 동시에 비장의 체적과 비장반응이 개선되면서 간, 비, 장관의 순환을 개선시키는 효력이 나타나고 있다.

일반적으로 빈혈이 극심한 환자에게 혈액을 공급받아도 1개월 후면 또 다시 같은 증상을 호소하기 시작하지만 녹용을 복용한 사람은 그 효력이 지속적으로 나타나 다른 약물을 복용한 것보다 현저하게 연장된다는 사실이 임상 체험 예로 얼마든지 보아온 일들이다.

9. 척추질환 치료효과

한의학에서 골격은 신장과 직접적인 관계가 있는 기관으로 보고 싶다. 신주골(腎主骨)이 바로 이것을 뒷받침하는 이야기이다.

골격계통의 강건과 쇠락은 직접 신장과 연관되어지며, 이에 따라서 근육의 운동도 밀접하게 연계된다.

10. 성장촉진

어린 나이에 녹용을 복용하게 하면 성장과 발육이 뛰어나게 되므로 직접적으로 키의 발육에 작용하여 골질 세포의 분화를 촉진시키면서 성장판을 열어서 발육의 영향을 미치게 된다.

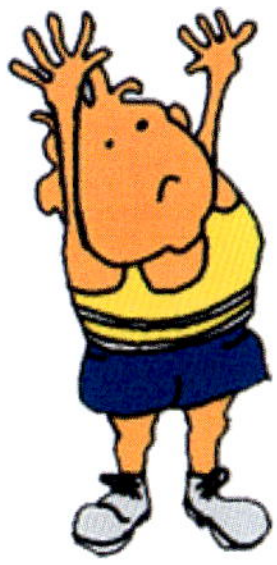
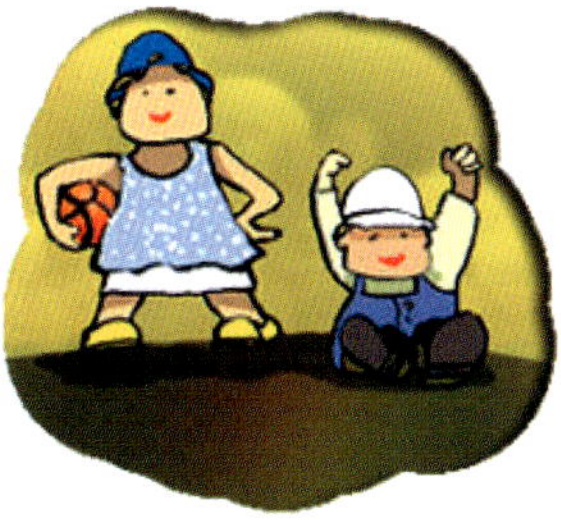
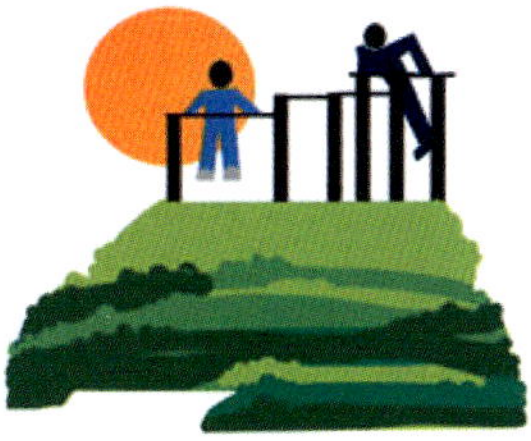

11. 골다공증

대개의 성년은 나이가 들어감에 따라서 골질이 약화되고 칼슘이 급격하게 하강되므로 골다공증에 이르게 된다. 이것은 여성의 경우 폐경기 이후에 급격하게 진행되며, 남성은 70세에 이르면 골질의 상태가 여성과 유사하게 나타난다.

그러므로 한번 타박상을 입거나 골절상을 입게 되면 치명적인 손상이 아니면 회복력이 매우 더딤을 알 수 있다.

이와 같은 병증에 녹용을 복용하면 골다공증 예방효과가 현저하고 손상된 골질을 접합시키면서 회복반응이 다른 치료제에 비하여 매우 신속하다는 것을 임상에서 많이 발견하고 있다. 이 요법은 단 몇 일 사이에 완치되는 것이 아니라 시간을 두고 서서히 치료반응을 얻게 되는 것이다.

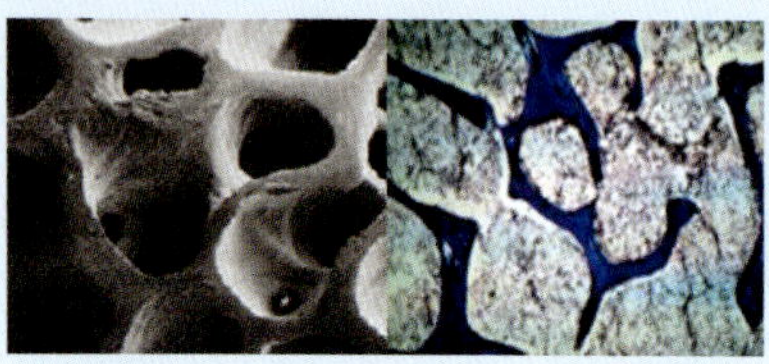

정 상

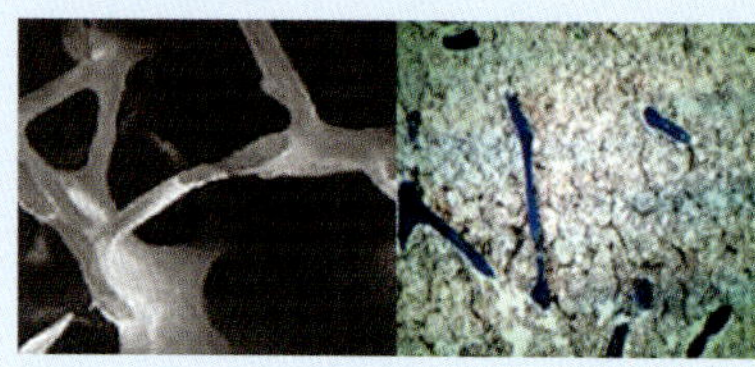

골다공증

12. 허리 · 목 디스크 치료

요배산통(腰背酸痛)을 치료한다는 용어가 있다. 척추 뼈는 인간의 활동에서 가장 중심을 이루는 축이 되므로 이 축을 잘 보존해야 바른 자세, 바른 행동, 바른 걸음을 할 수가 있다.

녹용이 척추 디스크와 목 디스크에 활용되는 것은 척추골격의 골질을 강화시키고 세포분화를 촉진시켜서 척추의 손상을 방지함은 물론이고 연골의 파손, 압착, 탈출시에 주위 근육의 수축과 신장력을 강화시켜 주므로 자연적인 치유력을 얻게 된다. 대개는 6개월~1년 이상 장기 복용해야 효력이 근원적인 치유를 할 수 있게 된다. 여기에 배합되는 약물로는 두충, 오가피, 우슬, 모과 등의 치료제가 병행요법으로 활용될 때에 그 효과는 크게 향상되는 것이다. 고관절염으로 보행장애가 심하고 은은한 통증을 호소할 때에도 녹용가미 처방 등에서 원인치료를 하므로 완쾌에 이르게 한다.

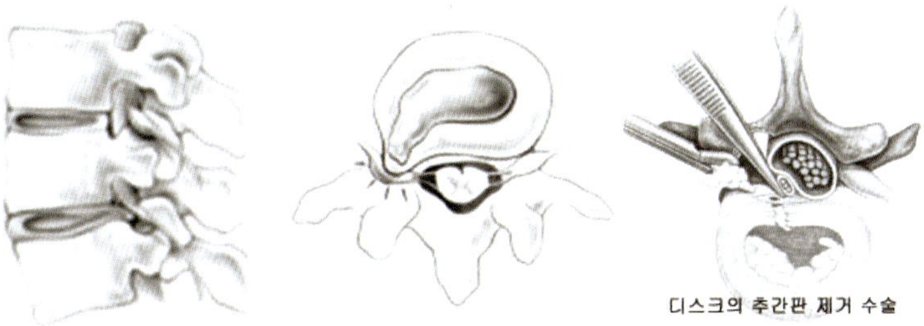

디스크의 추간판 제거 수술

13. 관절계통 치료

동물실험에서는 염증치료에 유의성이 있다는 보고는 많이 접하고 있지만 이보다는 더 확연한 것은 임상에서 퇴행성 관절염치료에 골질의 재생력에 도움이 되고 관절 내측에 관절염의 공급과 조절작용으로 윤활작용을 원활하게 하고 있어서 치유력을 높게 이끈다. 이와 동시에 만성염증을 가라앉히는 진통효과도 함께 나타내므로 효력을 얻게 한다.

골격계 질환은 단 몇 회 치료로 효력을 보이는 것이 아니므로 환자는 지나친 성급성보다 지속적인 치유요법을 녹용 등으로 유도해야 하체에 힘이 나타나면서 관절에 수축력, 신장력이 향상되고 근본적으로 염증을 완화시켜서 재발율을 크게 감소시키게 되는 것이다.

염증이 심한 관절염, 류머티스 관절염에도 녹용배합 처방을 효율적으로 활용하면 현저한 효능을 보이게 된다.

관절은 단순하게 관절부위의 염증치료만이 치료가 되는 것이 아니고 골질재생, 골관절의 유연성 회복, 근육운동의 신축작용을 강화시키는 요법이 선행될 때에 원천적인 치유가 되며, 이와 함께 가벼운 보행연습이 뒤따라야 한다.

14. 하체무력증

녹용이 한의학에서는 근골위연(筋骨痿軟)증에 유효하다는 용어가 있다.

일상적인 생활에서는 전혀 문제가 없으나 하체에 무력감이 심하고 잘 건지 못하는 증상을 하지무력(下肢無力)이라고 한다. 대개의 경우는 모두 신장기능 감퇴에서 나타나거나 과색(過色)의 원인으로 표현되기도 한다.

선천적으로 하체에 무력감이 심하여 걷기를 싫어하고 늘 타고 다니거나 아예 걷기를 포기하는 많은 사람들은 나이가 들면 들수록 다리에 힘이 없고 보행장애를 일으키며, 종래에는 방 안에서 여생을 보내는 이도 허다하다. 이런 증상을 예방하고 치료하기 위하여 녹용을 복용하면 하체 골격에 힘이 발생하고, 골질이 노화되고 파괴되는 현상을 차단하는 효력이 다른 어떠한 약물보다 증강됨을 알 수가 있다.

이 요법은 신장기능 활성화와 동시에 골격의 손상을 방지하고 골격근의 신장력을 강화시키므로 하체에 힘을 얻게 된다. 이 때에 환자는 걷는 운동, 등산, 조깅 등의 운동을 같이 할 때에 치유력은 배증되는 것이다.

15. 성욕증강

녹용이 신양(腎陽)을 강화시키는 약물로서 남성에게 신양부족으로 허약증상을 보이면서 성욕이 크게 감퇴되는 증상에 성욕 증강효과가 탁월하다. 이를테면 발기부전에 음양곽, 쇄양, 파극, 호로파 등과 배합된 처방을 투여할 때에 정액량, 정액수, 음경혈관 확장효과와 길이가 크게 증가하고 성욕촉진 효력도 현저함을 느끼게 된다.

그리고 조루나 유정, 몽정, 소변을 자주 보는 증상이 개선되어진다. 이와 같은 효력은 장시간 지속되며 복용하는 사람의 자신감과 함께 만족감, 쾌

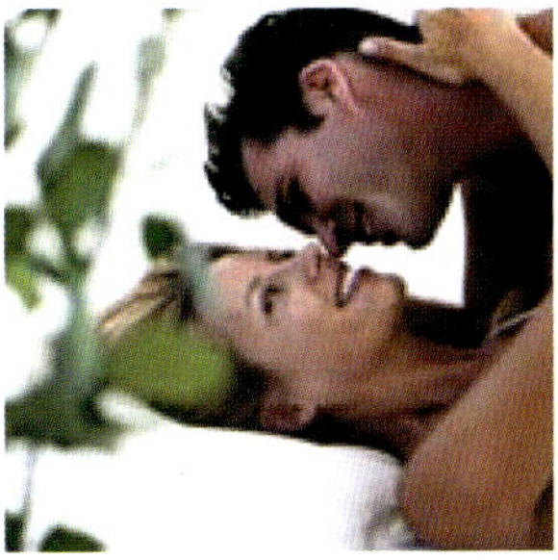

감을 동시에 느낄 것이다.

여성에게서는 자궁기능이 허냉해서 일어나는 하복부의 냉감, 분비물의 감소, 성욕감퇴, 대하증으로 이어지면서 신체가 파리해지고 저혈압과 수족냉증으로 혈기가 줄어들어 여러 가지의 감염성 질환으로 고생을 하게 될 때에 녹용을 복용하면 큰 효력을 볼 수 있다.

이와 같은 결과들로 인하여 성욕과다자, 음허양항(陰虛陽亢)자는 복용을 피하게 되어 있다. 사람은 서로 각기 다른 체질적 변화를 일으키므로 복용자마다 효력을 나타내는 것이 아니라 때에 따라서는 무감각한 사람도 있다. 임상에서 100%는 불가능하다는 의미이다.

그리고 밤만 되면 꿈속에서 해괴한 꿈을 꾸면서 괴교(鬼交) 즉, 허상을 보고 꿈에 성교를 하는 꿈을 계속 반복하는 사람에게서의 치료효과도 역시 녹용으로 효력을 얻게 된다.

16. 유정치료

신장기능 허약으로 유정, 몽정이 지속되는 증상에 신양(腎陽)을 보하면서 유뇨증상을 그치게 한다. 여기에 산약, 산수유, 익지인, 파고지, 오미자를 배합하면 더욱 강력한 치유반응을 얻게 한다.

17. 건뇌익지(健腦益智) 건망의 해소

강신익지(强神益智)라는 말이 있다. 이런 치료제로 비단 녹용 뿐만 아니라 이보다 더 좋은 반응을 일으키는 약물들이 많지만 녹용은 투여했을 때에 동등한 효력시험들이 나타났고 임상에서도 유의한 효과를 보이고 있다.

녹용이나 그 배합처방들을 투여했을 때에 대뇌피질의 운동영역이나 시각영역이 넓어지며 슬픔과 기쁨, 애정과 증오, 깊이와 넓이 등을 알아차리는 감각신경의 민활성이 높아졌을 뿐만 아니라 또한 기억력, 재생력, 집중력, 추리력, 사고력, 상상력을 증가시키는 작용이 탁월하였다는 것이다.

이와 같은 치료효과는 단 몇 회의 복용에서 나타나는 것이 아니라 지속적으로 장기 복용했을 때에 자기도 모르는 사이 정신력이 강화되고 판단력이 높아지며, 사무적 착오와 계산의 오차를 줄이는 반응이 크게 향상됨을 알게 될 것이다. 이런 효과는 뇌하수체 호르몬의 분비를 촉진시키고 있는 것으로 실험에서는 나타나고 있다.

사람은 사회생활이 증대될수록 생활이 번잡해지고 이에 따라서 기억력이 크게 떨어지는데, 이 때에 녹용이나 그 배합처방들을 복용했을 때에 뇌보호기능이 강화되고 세포분화를 촉진시켜서 예전과 같은 정신력과 기억력으로 일을 수행하게 될 것이다.

이와 같은 반응은 성인에게서 뿐만 아니라 어린이에게서 더 좋은 치료효과를 얻게 되며 남녀의 구별 없이 활용된다.

18. 강심작용

사람의 심장은 일생 동안 끊임없이 움직이므로 심근의 수축작용은 매우 중요하고 높게 평가된다.

대개의 경우 심장과 녹용의 관계는 무관한 것으로 알려져 있지만 녹용은 심장근육의 수축력을 증가시키고 있어서 심근 결혈(缺血)에 유의한 반응을 일으키고 있다. 이를테면 심근세포의 손상을 경감시키고 있어 심박이상작용에 비교적 양호한 반응을 일으킨다. 그러므로 좌심실의 수축과 확장작용에 개선작용을 나타내고 있으며, 이것은 결국 심실 보호작용과 연결되게 한다. 이와 같은 치료반응은 심장혈관과 심장근육에 양호한 생물활성을 나타내고 있어서 심장근육의 수축력 저하와 노인성 심혈관 병변으로 인한 심근기능 쇠약에 개선효과가 크다는 증거이다.

녹용은 강심작용을 나타내고 있어 심장의 혈액공급을 원활하게 유도하면서 심근의 수축력을 증가시키므로 저혈압증의 임상효과가 현저한 것으로 입증된다. 여기에 인삼배합처방은 더욱 신속하고 지속적인 강심효과를 나타낼 것이다.

뿐만 아니라 관상동맥의 혈류량은 증가시키고 있어서 강심효과는 더욱 확연한 사실로 밝혀지고 있다. 그러므로 심근경색의 예방과 치료의 유의성이 인정되고 있다. 단삼, 천궁 등이 배합된 처방에서 더욱 신속한 치료반응을 나타낼 것이다.

19. 저혈압치료

녹용의 강심작용은 심장의 만성 순환장애로 인한 저혈압에 맥박이 신속하게 되고 혈압이 상승되면서 치유력을 높인다. 그러나 대량을 투여했을 때에는 도리어 심근의 수축력이 감소되고 심박이 느려지면서 혈관 확장작용으로 혈압이 떨어지게 된다.

20. 노화 억제작용

한의학에서 노화 억제작용은 익기(益氣), 보혈(補血), 익정보신(益精補腎), 제사기(除邪氣)시키므로 생명 연장효과가 확실한 것을 말한다.

1) 항노화 · 자유기 억제

노년기에 녹용을 장기 복용하면 노화가 억제되면서 몸이 가벼워지고 기

노화작용을 하게 되는 것이라 믿어진다.

녹용과 그 배합처방들이 노화를 억제시킨다는 것은 이미 수천 년 동안의 한방임상에서 확실히 자리매김한 것으로 복용자는 자기가 의식하던지 부지불식간에 생명의 연장효과를 보는 것이며 피로회복, 전염성 질환의 예방, 자기 방어력의 상승작용으로 노화과정을 억제시키는 것이다.

21. 피부보호와 창상(創傷)치료

녹용은 피부보호작용이 현저하다. 실험동물에서 피부에 손상과 자극을 주어 피부 창상면의 유합 촉진효과를 보았을 때에 탁월한 손상 회복효과와 개선반응에 있어 명확하게 나타났다. 오미자, 황기 등을 배합하면 얼굴이나 피부의 미백반응 개선, 주름살 제거, 탄력유지와 피부궤양면의 신생조직 촉진 효과를 가져오게 된다.

22. 소화성 궤양치료

1) 위 · 십이지장 궤양

건조 녹용가루를 복용시켰을 때에는 단단한 교질로 인하여 소화장애를 초래할 수가 있다. 그러나 위 · 십이지장 궤양으로 복통과 출혈증상을 일으킬 때에 녹용과 백출을 배합한 처방을 복용시켰을 때에 증상이 호전되는 것을 알 수 있었다. 녹용 속에 들어 있는 다당체는 위산의 산도억제, 위단백 활성억제, 위산도 증가 억제효과로 궤양면의 창상을 억제시키므로 결국은 효력을 보이게 된다. 이것이 항궤양치료가 되는 것이다.

2) 피부 궤양

녹용은 피부의 창독(瘡毒)과 정혈부족(精血不足)에서 오는 음저(陰疽)로 궤양면이 치료되지 않을 때에 장기복용(방풍, 황기, 당귀, 육계, 강활 등을 배합)하면 치유력이 다른 어떠한 치료제보다도 강력하고 근원적인 치료를 할 수 있게 된다.

3) 유합촉진 반응

피부의 유합촉진 반응이 오랜 동안 치유되지 않는 증상과 상처부위 등에 재생과정을 증강시킴과 동시에 골절 유합촉진 반응이 매우 신속하였다. 이런 증상이 만성적으로 이어질 때에 그 효력은 우수하였다. 한방문헌의 화주리(和腠理)가 그 이론적 배경이다.

23. 항염 · 항암작용

말기 암환자에게서 흔히 말하기를 녹용은 먹으면 암세포가 급속하게 성장하여 치명적이라는 말을 듣는다. 그러나 녹용이나 그 배합처방들은 정상세포의 기능을 활성화시키고 그 수를 증가시키면서 면역세포의 수를 증가시켜서 암세포의 발육을 억제시키게 된다. 실제 동물의 육아종에 대하여 탁월한 억제효과가 나타났다.

동물실험에서는 족척부종은 억제시켜서 항염작용을 보이고 있으며, 각종 급만성질환에 현저한 억제반응을 나타낸다.

이 때의 배합처방은 환자의 건강상태와 병의 증상에 따라서 달라지고 또 그 효과가 현저함을 인정할 수가 있었다.

정상인에게서 피부염증이나 궤양부위가 많이 발생하는 것은 육체적 · 정신적 노동을 지나치게 함으로써 면역기능이 감퇴되어 일어나는 증상이므로 녹용을 상복하거나 자주 복용하는 사람들에게서 매우 더디게 또는 영구 치료효과를 나타내므로 근원적인 효력을 발생하기도 한다. 이 때에는 황기, 황정, 방풍, 백지 등이 배합되어 치료약물로 활용하게 된다.

24. 치아, 모발, 피부, 손톱, 발톱에 영향

대개는 소아의 오지(五遲) 현상을 개선시키고 치료제로 널리 녹용이 활용되고 있다.

소위 어린이의 치아가 늦게 난다든지 머리의 숨통에 봉합이 더딜 때에 쓰고, 잘 걷지 못하고 성장과 발육이 더디면서 손톱과 발톱의 생성이 더디게 나타나는 증상에 쓰이고, 그 부위의 형상이 일그러지거나 꼬이면서 색상과 모양에 병적 반응을 보이고 잘 자라지 않는 증상에 녹용이 쓰인다.

키 크는 것이 더디고 골격의 발달이 느리면서 모발이 잘 끊어지고 윤택하지 못할 때에도 녹용을 복용하면 신장기능이 왕성케 되면서 영양을 되찾고 치유력을 얻게 한다.

25. 복통과 설사, 이질치료

만성적인 복통과 설사를 반복한다면 환자는 급격하게 쇠약해질 것이고, 이 병율이 크게 증가할 것이다.

신허설사(腎虛泄瀉), 즉 신장기능 허약으로 오래도록 설사와 물변이 지속될 때에 신양(腎陽)의 기운을 올리면서 콩팥기능을 활성화시켜서 설사나 물변을 그치게 한다. 이런 증상에 소화기질환 치료제나 지사(止瀉)제를 복용한다면 일시적인 치유법이 되는 것이고, 한의학적인 신양을 보하는 요법을 쓰면 근원적인 치료가 되므로 이 때에 녹용의 특성은 잘 나타나게 된다. 또 비신(脾腎)기능 허약에서 오는 오랜 이질에 녹용이 배합된 귤피전원(橘皮煎元)이 가장 유효하다.

26. 귀가 안 들리는 증상

여러 종류의 만성질환을 앓게 되면 기력이 쇠잔해지고 혈액도 조혈기능이 상실되어 허약증에 이르게 된다. 이 때에 환자 자신의 파리함과 어지럼증, 식욕감퇴, 기력상실로 인하여 귀에서 소리가 안 들리는 증상을 앓게 된다. 이런 증상에 녹용을 배합처방과 함께 복용하면 자신도 모르는 사이에 음과 소리를 알아듣고 생기가 나면서 기력도 크게 상승하게 된다.

27. 연년익수(延年益壽)

장수보약으로 가장 꼽는 것이 녹용인데, 이것은 장기복용하고 효력을 높이기 위해서 녹각교(鹿角膠)와 녹각상(鹿角霜)이 배합되는 반용환(班龍丸)을 투여하게 된다.

이 약은 장기복용하면 몸이 가볍고 기력이 상승되면서 허리와 다리에 힘이 가고, 신장기능이 강화되면서 장수에 이르게 한다.

28. 식은땀

콩팥기능이 허약해지므로 소변이 잦거나 허리가 아프고 다리에 무력감이 오는 것이 정상이지만, 신허(腎虛)증상에서 유난히 미열이 계속되면서 그치지 않고 가슴이 뛰며 자기 자신도 제어할 수 없을 정도의 식은땀이 흐르는 증상이 지속되고, 유정(遺精)을 호소하는 사람에게 녹용은 효력을 얻게 된다.

29. 혈당 하강반응

내분비치료에 권위 있는 교수가 필자에게 녹용을 복용하고 난 후 환자의 혈액에서 혈당치가 높게 나타났다는 것이다.

지금까지의 실험들에서는 녹용이 척추신경세포조직의 당효소 분해작용을 촉진시키는 것으로 나타났다. 이것은 당효소 분해와 연관되어지는 각종 효소의 활성을 촉진시킨다는 것이다. 그러므로 오미자, 지골피, 천화분 등의 배합처방들을 당뇨환자가 복용하면 혈당치를 내리고 항피로, 항산화, 항염 등의 작용을 활성화시키므로 당뇨환자에게서 매우 유익한 임상효과를 나타내게 된다. 특히 수십 년의 당뇨질환으로 기력이 쇠잔한 사람에게는 필수적인 치료제가 녹용이다.

위에서 언급했던 환자는 녹용과 그 배합처방을 복용하면서 생활에 주의를 하지 않았다면 반드시 나타나는 증상들을 말했을 것으로 짐작이 된다.

30. 만성간염 치료

실험적으로 간염을 유발시킨 흰쥐에게서 간기능 회복력이 나타났다. 그런데 만성간염을 가지고 있는 환자에게서는 항상 피로와 작업능률 저하, 활동력 감소현상을 일으키는데, 이 때에 만성간염 치료에 빈번히 사용되는 쌍화탕제제에 녹용을 배합해서 사용하면 회복기능이 현저하므로 피로회복, 기력상승, 운동량 증가현상을 뚜렷하게 느낄 수 있게 된다. 그러므로 배합처방과 확실한 진단상황에서는 얼마든지 활용할 수 있는 것이 녹용제제라고 말할 수 있다.

31. 유뇨 치료

본인 스스로 소변을 참을 수 없고 자주 보는 증상을 유뇨라고 한다. 요즘에는 요실금이라고 흔히 말한다. 이것은 콩팥기능 허약이나 감퇴 그리고 방광근육의 수축작용이 부족해서 일어나거나 또는 하복부의 냉감으로 발생하거나 계절이 추워지는 때에 빈발한다.

32. 백혈병, 빈혈, 산후 빈혈

녹용이 조혈기관에서 혈액의 생성을 촉진시켜서 보혈작용을 나타내는 것은 기지의 사실이며, 이로 인하여 재생불량성 빈혈, 백혈병 빈혈, 외과출혈 후 빈혈, 산후 빈혈 등에 탁월한 반응을 보이게 한다. 그리고 백혈구와 혈소판 감소 등에 유효하다는 것이다. 이런 병증에는 녹용의 용량을 최대한으로 증가시키면서 당귀, 천궁, 숙지황, 원육 등을 배합해서 조혈 · 보혈작용을 활발하게 유도할 때에 치료반응이 신속성은 물론이고 회복기능이 매우 빠르게 진행된다.

33. 신경쇠약

녹용과 신경쇠약과는 무관한 것 같아도 비신(脾腎)의 기능이 모두 감퇴되어 일어나는 신경쇠약에 유효하다. 특징적인 증상으로는 잠을 이루지 못하고 번민이 많으면서 잘 놀래고 꿈도 많고 불안증상을 호소하는 증상에 화를 내면서 망상을 이야기하는 증상에 녹용을 귀비탕(歸脾湯), 온담탕(溫膽湯) 등에 배합해서 복용하게 하면 신기한 반응을 보이면서 마음이 평안하고 너그러워지면서 병증이 해소된다.

또한 심하게 어지럽고 눈에서 별꽃을 보고 괴물체를 보는 증상에도 효력이 높다.

34. 신허요통(腎虛腰痛)

콩팥기능 허약으로 허리뼈에 힘이 없고 눌러 주면 시원하고 따뜻한 감을 느끼면서 은은한 통증을 호소하는 증상에 녹용단방으로 가루를 내어 환을 만든 다음 농도가 낮은 술로 복용하면 콩팥기능이 항진되면서 효력을 얻게 된다.

이 때에 두충을 가미하면 오래된 요통과 힘이 없는 증상에도 효력이 높다. 허리가 차고 은은한 통증을 호소할 때에는 부자와 배합해서 환약으로 장기 복용하면 잘 치유되지 않는 신허요통에 속효성을 나타낸다. 신허설사, 오래된 이질에도 유효하다.

35. 사상의학과 녹용

흔히들 사상의학에서 녹용이 가장 잘 맞는 체질은 태음인(太陰人)이라고 한다. 극단의 사상의학 선봉자들은 태음인이 아닐 때에 복용하면 심한 부작용이 나타난다는 것이다.

그러나 필자는 이것을 반박하고 싶다.

절대 체질은 100% 명확하게 구분도 되지 않을 뿐 아니라 완벽한 분류자가 없다는 것이다. 녹용을 복용해서 복통이 생긴다든지 혹은 설사나 때로는 살이 쪄서 견딜 수 없는 증상, 때로는 간기능 장애를 초래한다고들 말하지만 이것은 어디까지나 한의사 또 유사 의료업자들이 체질 분류를 잘못했을 뿐만 아니라, 환자의 명확한 증상에 따른 처방 구성이 잘못되어 부작용이 발생된 것을 녹용 탓으로 돌린다는 것은 몹시 어리석은 괴변이요, 실수가 되는 것이다.

녹용은 체질에 상관 없이 증상에 맞는 처방 구성을 온전하게 할 때에 어느 병증이든지 상용할 수가 있게 된다.

맺는말

녹용은 남녀노소를 불문하고 일체의 신장기능 허약에서 나타나는 병증을 치료하는 명약이다. 아이들에게는 성장과 발육, 지혜를 넘치게 하면서 여러 가지의 질병 예방효과가 탁월하다. 그리고 성인에게는 선천적인 기운이 쇠잔해서 일어나는 근육과 골격의 무력증상 개선, 보혈작용 증강효과, 노화억제와 성욕 개선반응, 심장기능 활성화, 자유기의 억제반응과 면역기능 활성화로 장기 복용하면 연년익수에 이르게 하는 자연 치유제이다.

鹿茸 velvet antler

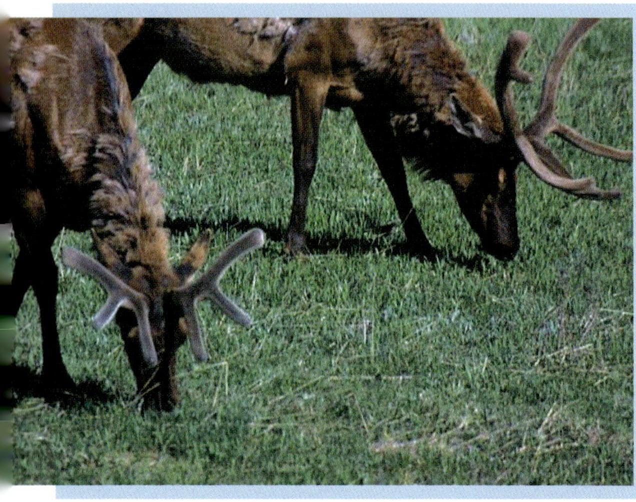

VELVET ANTLER

10 녹용은 얼마만큼 복용하는 것이 좋은가?

한방의학에 기초하여 살펴보면 질병치료에 사용한 녹용의 초기 복용량은 1회에 0.5~1g 이었으나 점차 증량이 되어 1회에 30g까지도 복용하는 사례가 있다. 중요한 것은 한 번에 많이 복용하는 것이 아니라 1회 복용량은 적으나 이를 장기간 복용하여야 개선효과를 볼 수 있다는 것이다.

鹿茸 velvet antler

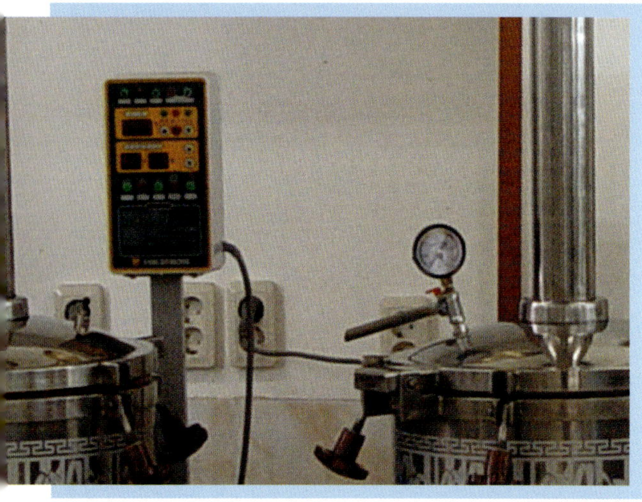

11 녹용을 복용해서는 안 되는 경우는?

녹용은 본시 부작용이 없는 약으로 평가를 받고 있다. 이것은 사슴의 정혈(精血)이 모인 것으로 체내에서 완전 흡수가 되기 때문이다.

그러나 소수의 과민 체질과 특별한 병의 증상을 가진 사람들에게서 주의할 사항들이 나타나고 있다. 이를테면 위장장애, 피부 발적, 메스꺼움 등이다.

1. 일반 감기

감기로 머리가 아프고, 코가 막히며, 열이 나고(발열) 찬 것을 꺼리며, 해소 · 가래 · 사지동통이 있는 증상에는 복용을 하지 않는다. 감기에 고열과 오한이 있으면 복용하지 않는 것이 통례로 되어 있다.

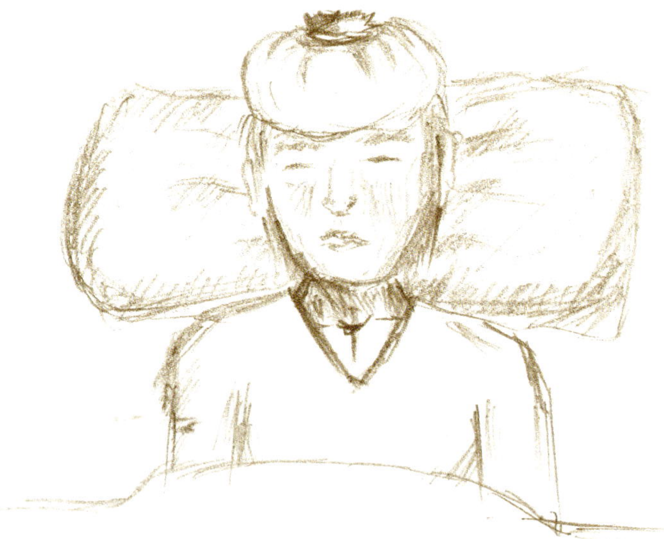

2. 오심(五心)번열

즉, 가슴과 손바닥과 발바닥에서 열이 나는 증상으로 한의학에서는 음허(陰虛)한 사람이라고 하며, 허화(虛火)의 증상이라고 말한다.

3. 열이 심하면 복용치 않는다.

체온이 상승되어 고열로 변하고 소변이 붉으면서 인후가 건조하고 아프면서 갈증을 일으키는 증상에는 복용치 않는다.

4. 급·만성간염, 간 경화에는 복용을 피하는 것이 좋다.

5. 코피, 여성의 생리과다증에는 피해야 한다.

대개 코피는 발열이나 고혈압에서 나타나는 것으로 녹용을 복용하면 더 증상이 악화되기 때문이다. 이것은 녹용이 온열(溫熱)성 약물로 발열을 조장하므로 피하는 것이다.

鹿茸 velvet antler

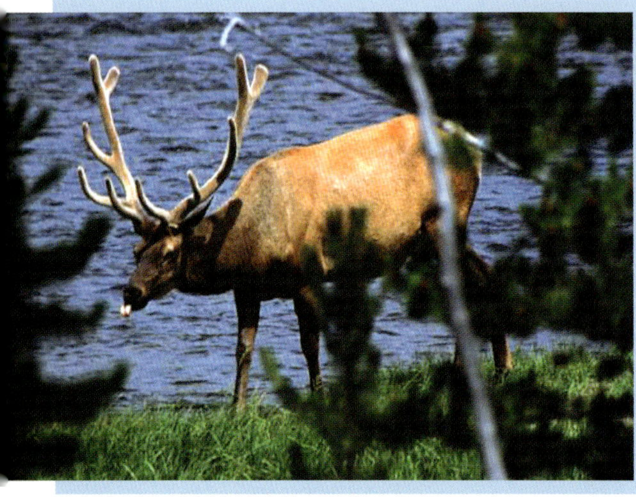

12 계절과 녹용

여름에 보약을 먹으면 아무런 효력도 없다는 것이 우리 국민이 가지고 있는 일반상식이다. 그러나 녹용을 비롯한 보약은 여름에 복용하는 것이 좋다. 이를테면 한 여름 더위에 지친 몸과 마음에 기력을 향상시켜야만 가을에 감기에 감염이 안 되고 면역증진효과를 극대화 할 수 있다.

1. 여름에 복용하는 녹용

특히 여름에 녹용을 복용하면 피부가 윤택해지고 모공의 수축력을 높여주며 잔주름을 개선시킨다. 피부에 노화를 억제시키면서 신체기능의 허약을 방지해 주는 항노화작용을 하기 때문이다. 신체 내에서 생리적인 기능이 활발하고 왕성할 때에는 혈액순환이 왕성하며, 이로 인한 대사가 활성화되므로 피부에 영양이 풍부해지고 탄력을 얻게 되며 미백작용을 나타낸다. 만약 이런 기능이 상실되면 혈액순환장애로 울혈이 발생하고 대사작용이 감퇴되며, 피부에 영양결핍으로 피부탄력 감소 · 이완, 거칠면서 주름이 생기게 된다.

녹용은 신장기능을 왕성하게 하므로 면역조절작용을 활성화하여 수많은 질환의 방어력을 증강시켜 준다. 녹용에서 밝혀진 약효성분으로는 아미노산이 28종, 여러 종류의 비타민, 미량의 원소들은 세포의 성장인자를 촉진시키고, 피부 표피의 생장요소를 증강하여 피부 보호는 물론 신체의 기력을 향상시키기도 한다. 이런 결과로 임상에서는 인체의 면역력 제고와 조혈기능 촉진, 항염작용, 심혈관계통의 개선, 체력증강, 성신경 강화, 항노화작용을 얻게 한다. 그러므로 녹용은 여름에 복용하는 것이 제일이라고 하였다. 그러나 신체가 피곤하고 무력하게 되면 계절에 상관없이 복용하여 보혈 보기작용을 얻어서 매일 쇠퇴해가고 있는 세포의 생명력을 회복시키고 재생력을 얻게 해야 한다.

2. 가을 · 겨울에 복용하는 녹용

매일의 음식에서 필수 영양성분을 섭취하므로 우리는 생명력을 유지 · 향상시키면서 살아간다. 그러나 가을 · 겨울에는 본능적으로 외계의 온도에 적응하는 내성을 찾게 된다. 예컨대 가을은 건조하여 피부가 거칠고 감염성 질환에 잘 걸리며, 겨울에는 한냉에 견디는 저장물질을 찾게 된다. 녹용은 보양(補陽) · 자보(滋補)약에 으뜸으로 조혈면역 증강작용으로 신체에 방어력을 증강시켜서 추위를 이기게 한다. 특히 서리가 내리는 계절에 복용하는 것이 이상적이다.

가을 · 겨울에 녹용을 복용하면 신체의 원기를 보하고 정액과 골수를 증강시키며, 골격과 근육에 탄력을 높여 주고, 오장과 육부의 기능을 정상으로 유지 발전시키며, 피부탄력 증가, 모공의 수축력 증대, 정력 촉진, 허리와 무릎의 연약 · 무력을 제거하며 소변을 자주 보는 증상, 어지럼증, 귀에서 소리가 나는 증상, 여성의 하복부 냉증 · 대하 그리고 일체의 허약을 개선시킨다.

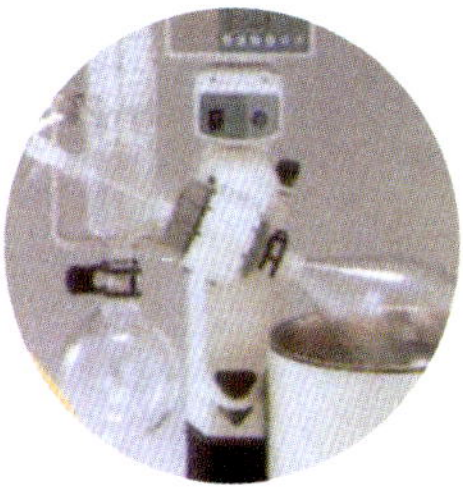

鹿茸 velvet antler

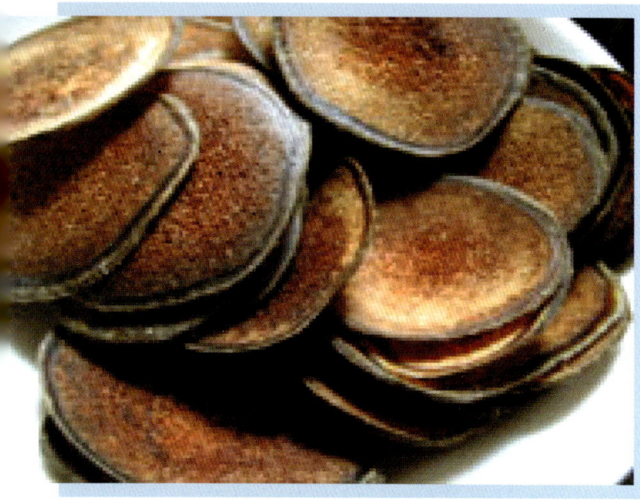

V E L V E T   A N T L E R

13

녹용의 복용에 따른 부작용은?

녹용은 약물에 의한 부작용 없이 사용할 수 있는 자연식품이라는 것이 문헌상 알려져 있다. 북미, 뉴질랜드, 환태평양 국가들은 녹용이 다수의 약물처방과 부작용이 없이 안전하게 복용 할 수 있다는 것을 검증하였다. 또한 녹용은 여러 가지 질환의 치료약물에 같이 사용할 때 더 유효할 수 있다.

대표적인 연구로 캐나다의 알버타대학에서 류마티스 처방에 녹용을 같이 복용했을 때의 부작용에 대한 연구가 있었는데, 연구기간 동안 녹용의 복용과 관련한 특별한 부작용과 임상적인 증상들은 없었다.

녹용의 안전성을 검증하기 위해서 수행한 90일 간의 동물 독성실험에서 안전하다는 결과를 보고하였고, 사용량의 25배의 용량에서도 독성증상이나 동물치사가 발생하지 않았다.

알바타대학에서 바이러스와 세균, 동물세포를 이용하여 녹용을 세포수준에서의 독성을 실험한 결과 고용량에서도 세포독성은 나타나지 않았다.

그리고 세 번의 반복된 동물실험 결과 동물체중 kg당 5g의 용량에서도 녹용의 독성이 관찰되지 않았다(참조; 동물체중 kg당 5g의 용량은 급성독성 실험에서 사용하는 최대한의 용량으로 실험동물의 절반을 죽이는 양(LD_{50})이 동물체중 kg당 5g 이상이면 무해한 물질로 분류한다(미국 환경보호청, 1998).

다만 아주 드문 예이기는 하지만 녹용의 과다 복용에 따라 약간의 코피, 안구충혈, 트름이 발생하는 경우가 있었다고 한다.

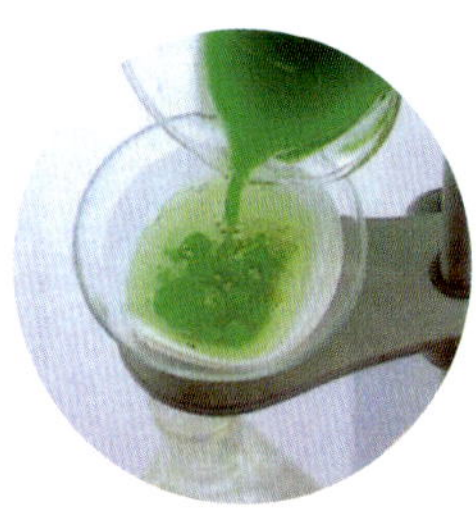

용어해설

감마리놀레닌산(r-linolenic acid-C18:3 n-6) : 리놀레산이 체내에 들어가서 여러 가지 화합물로 변화하는 과정에서 최초의 합성물질로 프로스타글란딘을 합성하는 재료가 된다. 달맞이꽃 씨앗기름에 많으며, 혈액을 맑게 하여 콜레스테롤 수치를 낮추고, 혈압을 떨어뜨리며, 특히 비만증 치료에 효과가 좋은 것으로 알려져 있다.

강글리오사이드(ganglioside) : 당지질의 일종으로서 사람의 뇌에 많이 존재하기 때문에 뇌의 발달과 기억에 관여하며, 사람의 유즙에 함유되어 있고 면역증강물질로 알려져 있다.

고관절염(coxarthritis) : 엉덩이에 연결되어 있는 관절에 염증이 생기는 증상이다.

골형성 단백질(bone morphogenic protein) : 뼈가 파괴되고 재형성되는 과정에 관계하여 뼈 형성을 촉진시키는 단백질이다.

공유결합(covalent bond) : 한 쌍의 전자를 두 원자가 함께 공유하여 이루어지는 화학 결합이다.

글라이코사미노글리칸(Glycosaminoglycan) : 관절의 연골에 분포하는 물질로 일정한 형태가 없으며, 우론산(uronic acid; 글루쿠론산(glucuronic acid) 또는 이드우론산(iduronic acid) 또는 갈락토스(galactose)에 헥소스아민(hexosamine; 글루코사민(glucosamine) 또는 갈락토사민(glactosamine)이 연결된 단위구조가 계속 반복되어 연결된 선형의 다당류로 대부분이 황산화되어 있으며, 반복되는 단위구조를 형성하는 헥스우론산과 헥소스아민의 종류에 따라 황산화콘드로이틴(chondroitin sulfate), 황산화더마탄(dermatan sulfate), 황산화헤파란(heparan sulfate), 황산화케라탄(keratan sulfate), 하이알루론산(hyaluronic acid) 등으로 분류된다.

글루코사민(glucosamine) : 체내에서 생성되는 단백질처럼 아민기를 가진 당으로서 관절연골의 유지(maintenance) 및 수복(repair)에 관여하는 물질이다. 글루코사민은 연골세포를 자극하여 글루코스아미노글리칸과 프로테오글리칸을 합성시킴으로써 관절염이 진행되는 것을 막아 주는 것으로 알려져 있다.

노르아드레날린(noradrenaline) : 감정이 격하게 되었을 때 분비되는 호르몬으로, 이 호르몬이 감소하면 의욕이 사라지게 되므로 의욕의 근본이라고 말할 수 있을 정도로 아주 중요한 호르몬이다.

녹골(鹿骨) : 사슴의 뼈

녹근(鹿筋) : 사슴의 근육

녹두(綠頭) : 사슴의 머리

녹수(鹿髓) : 사슴의 골수

녹육(鹿肉) : 사슴의 고기

녹제(鹿蹄) : 사슴의 다리

녹혈(鹿血) : 사슴의 피

뇌하수체 호르몬(pituitary hormone) : 우리 뇌의 가장 아래부분에 달려 있는 직경이 1cm 정도되는 아주 작은 기관인 뇌하수체에서 분비되는 호르몬으로 갑상선, 부신, 고환, 난소, 유방, 골격, 피부, 신장, 자궁 등 여러 기관의 기능을 조절하는 아주 중요한 역할을 한다.

대식세포(macrophage) : 면역세포로서 몸 속에 침범한 병원균을 잡아먹는 식균작용을 하는 세포로, 아닐린 색소를 원형질내에 저장할 수 있는 것이다.

더마탄(dermatan) : 황산화콘드로이틴의 변종으로 피부의 주요 구성물질이기도 하다.

레시틴(lecitin) : 친수성과 친유성을 동시에 가지고 있어 물과 기름을 잘 섞이게 하는 유화제로 계란노른자에 많이 함유되어 있다. 세포막의 구성성분이며, 뇌의 기능을 증진시키며 간을 보호하는 역할도 한다고 알려져 있다.

류마티스 관절염(rheumatoid arthritis) : 관절을 싸고 있는 얇은 막(활막)에 염증이 생기는 것이다.

리놀레산(linoleic acid-C18:2 n-6) : 탄소가 18개이고 이중결합이 2개인 불포화지방산이다. 생체막 구성성분이며, 인체의 정상적인 성장과 건강유지를 위하여 여러 가지 역할을 담당하지만 체내에서 충분한 양이 생산되지 못하기 때문에 음식물을 통하여 섭취하여야 하는 필수지방산이다.

말론디알데하이드(Malondialdehyde, MDA) : 활성산소에 의해 지질이 산화되어 생성되는 지질대사 산물(지질과산화물질)로서 활성산소에 의한 산화를 측정하는 기준 물질이다.

미리스틱산(myristic acid-C14:0) : 코코넛 오일에서 나오는 포화지방산으로 보습성이 있어 로션 또는 크림의 퍼짐성을 위해 사용된다.

부신피질(adrenal cortex) : 우리 몸에는 상복부 후면 양쪽 콩팥 위에 모자처럼 씌워져 있는 두 개의 송편모양의 부신(adrenal gland)이 있는데 송편의 껍질에 해당하는 부분으로 코디졸 같은 호르몬을 분비하는 기관이다.

불포화지방산(unsaturated fatty acid) : 분자의 구조에서 이중결합을 가지고 있는 액체상태의 지방산으로 고기의 맛과 풍미를 증진시키고, 사람에게 해로운 것으로 알려진 혈중 저밀도 지단백 콜레스테롤 함량을 떨어뜨리거나 증가시키지 않는 역할을 한다.

상피세포 성장인자(epidermal growth factor) : 피부조직세포의 세포분열을 촉진시키는 성장인자이다.

상피조직(epithelial tissue) : 몸의 겉면, 기관의 내면과 체강의 겉면을 싸고 있는 막 모양의 조직이다. 여러 겹의 상피세포와 약간의 세포간질(細胞間質)로 이루어져 있다. 내부의 보호, 분비, 배설, 흡수와 감각작용을 맡는다.

섬유아세포 성장인자(fibroblast growth factor) : 섬유조직을 생산하는 세포의 분열을 촉진시키는 성장인자이다.

세포외기질(extracelluar matrix) : 콜라겐과 당(글루코사민글리칸)을 주성분으로 하는 세포 사이에 존재하는 물질이다.

셀레늄(selenium) : 우리 몸에 필수적인 미량원소(무기질)로 최근 들어 질병을 일으키는 유해산소를 제거하는 항산화작용, 항암작용, 피부질환 및 노화방지 등의 작용이 알려지고 있다.

신경세포 성장인자(nerve growth factor) : 신경 영양인자군의 하나로 자율신경이나 신경능 기원의 감각신경세포의 분화와 증식에 중요한 인자이다.

에스트로젠(estrogen) : 난소에서 생성되는 여성호르몬으로 이것이 감소하면서 가장 심각한 폐경기 증상인 골다공증이나 심혈관 질환을 포함하여 여러 가지 신체 증상이 나타난다.

엘라스틴(eelastin) : 포유동물의 결합조직에 들어 있는 탄력성이 많은 경단백질의 하나, 특히 인대와 대동맥 벽 따위에 많다.

오메가-3 지방산(omega-3 fatty acid) : 이중결합이 3개인 불포화지방산류로 혈액 내의 중성지방치와 혈액이 엉키는 성질을 감소시켜 심장질환의 발병위험을 낮추게 한다.

오메가-6 지방산(omega-6 fatty acid) : 이중결합이 6개인 불포화지방산류로 혈액 내의 콜레스테롤치를 낮추어 심장질환의 발병위험을 낮출 수 있으나, 과량 섭취시는 혈액 내의 콜레스테롤을 간으로 전달하여 혈액순환을 좋게 하는 콜레스테롤(일명 HDL-콜레스테롤)을 낮출 수 있다.

오스테오넥틴(osteonectin) : 골조직을 이루는 점막단백질이다.

올레인산(oleic acid) : 탄소가 18개이고 이중결합이 1개인 불포화지방산이다.

우론산(uronic acid) : 당의 알데히드기는 그대로 두고 다른 쪽 끝의 일차 알코올기만이 산화되어 카르복시기가 된 화합물이다.

인슐린유사 성장인자(insulin like growth factor) : 폴리펩타이드계 성장인자로서 골세포의 증식, 기질합성 등을 촉진시킨다.

임파세포(lymph cell) : 면역기능을 담당하는 세포이다.

자유기(free radical) : 필요 이상으로 많은 산소가 체내에 들어올 경우 그 일부는 활성이 큰 자유기로 변하는데, 반응성이 큰 자유기는 체내 세포를 공격하게 되어 많은 질병의 원인이 되며, 공격으로 인해 손상된 세포가 복구과정에서 과다 증식할 경우 암의 원인이 되기도 한다.

조혈모세포(hematopoietic stem cell) : 혈액을 생산하는 세포이다.

지질과산화작용(lipid peroxidation reaction) : 지방의 이중결합을 공격하여 이중결합이 풀어지면서 독성을 가진 과산화물을 생성하는 작용이다.

케라틴(keratin) : 동물체의 표피, 모발, 손톱, 발톱, 뿔, 발굽, 깃털 따위의 주성분인 경질(硬質) 단백질을 통틀어 이르는 말이다.

콘드로이틴황산(chondroitin) : 연골, 혈관벽, 힘줄 따위의 결합조직에 널리 들어 있는 황산화 무코 다당류(muco)이다. 생체 안에서는 단백질과 결합하여 콜라겐과 함께 세포간 물질의 주성분을 이루며, 질긴 힘과 탄력의 원인이 되고 이온 투과에 관여한다.

콜라겐(Collagen) : 동물의 뼈 · 연골 · 이 · 건(腱) · 피부 외에 물고기의 비늘 등을 구성하는 경단백질(硬蛋白質)이다.

콜레스테롤(cholesterol) : 혈장과 모든 동물의 조직에 들어 있는 미끄러운 물질로 화학적으로 스테로이드계 화합으로 분류된다. 여러 가지 호르몬이나 생체를 구성하는 성분이지만 과잉시 혈관계 질환을 일으킨다.

테스토스테론(testosterone) : 남성의 고환과 부신에서 나오는 호르몬으로 남성답게 하는 역할을 한다.

퇴행성관절염(Degenerative arthropathy) : 관절의 연골이 닳아 없어져서 생기는 관절염이다.

포화지방산(saturated fatty acid) : 분자의 구조에서 이중결합이 하나도 없는 것으로, 상온에서 어느 정도 굳기를 나타내는 고체 또는 반고체상태의 기름이다. 쇠기름, 돼지기름 등 모든 동물성기름과 버터, 쇼트닝, 라아드, 식물성기름 중 코코넛기름과 팜유 등에 다량 포함되어 있다.

프로스타글란딘(prostaglandin) : 지방으로부터 유도된 물질로서 동물에서 호르몬 같은 다양한 효과를 지닌 생리활성물질로 통증과 염증, 생식, 암 등에 광범위하게 작용한다.

프로테오믹스(proteomics) : 단백질체학으로서 유전자가 만들어 내는 단백질의 기능을 연구하는 학문으로, 유전자의 산물인 단백질을 대상으로 이들을 대량 분석하고, 상호관계 지도를 작성하며, 구조 분석을 통해 궁극적으로 특정 단백질과 이를 만드는 유전자의 기능을 밝혀내는 종합적인 학문이다.

하이알우론산(hyaluronic acid) : 생명체를 이루는 기본적인 구성물질로서 피부를 만드는 중심 물질이다. 특히 피부 세포들을 엮어주는 역할을 하고, 피부의 수분을 유지시키는 성분으로써 자기보다 214배 큰 물분자를 끌어들이는 특징을 가지고 있어 피부에 수분이 오랜 시간 지속하게 해준다.

헤파란(heparan) : 세포외 기질(ECM)의 중요한 구성성분으로 세포간의 신호전달에 중요한 역할을 한다.

헤파린(heparin) : 혈액 응고를 막는 작용을 하는 다당류의 황산에스테르이다. 고등동물의 각종 조직에 널리 분포되어 있으며, 수술후의 혈전을 막는 데 사용된다.

헥소스아민(hexosamine) : 결합조직에 많은 세포 사이의 물질인 글라이코사미노글리칸류들과 결합되어 있는 글루코사민 또는 갈락토사민을 지칭한다.

형질전환 성장인자(transforming growth factor) : 세포의 형질을 변화시키는 인자로 상처에 발현되어 표피의 재생을 촉진하기도

하고, 암세포로 전환시키기도 한다.

B-세포(B cell) : 면역세포의 일종으로 체내에 침입한 세균이나 바이러스에 대해 항체를 만든다.

DHA(docosahexaenoic acid) : 오메가-3 지방산으로 맑고 등푸른생선에서 채취한 정제어유(精製魚油)에 풍부하게 함유되어 있으며, 두뇌와 망막의 구성성분으로 두뇌 영양공급에 도움을 준다.

EPA(eicosapentaenoic acid) : 오메가-3 지방산으로 맑고 등푸른생선에서 채취한 정제어유(精製魚油)에 풍부하게 함유되어 있으며, 콜레스테롤 개선 및 혈행을 원활히 하는데 도움을 준다.

SOD(superoxide dismutase) : 몸 안에서 생성된 과산화자유기($O_2 \cdot ^-$)를 중화시키는 항산화 효소이다.

T-세포(T cell) : 면역세포의 일종으로 B-세포의 항체생산을 조정하거나 직접 이물(異物)을 파괴한다.

鹿茸 velvet antler

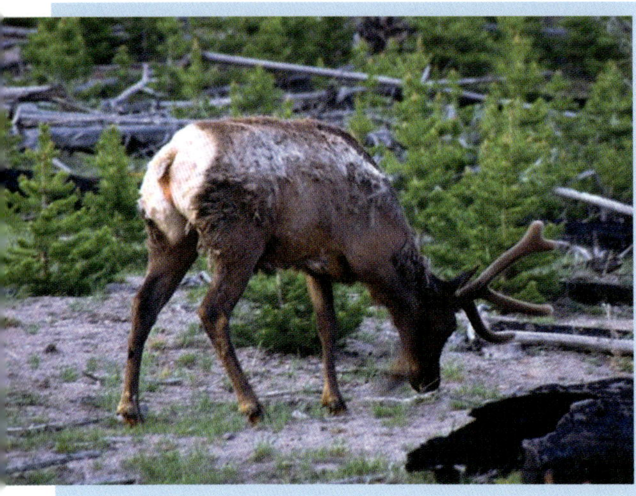

참고문헌

Ha Y. W., Jeon B. T., Moon S. H., Toyoda H., Toida T., Rovert J. Linhardt and Kim Y. S. 2005. Characterization of heparin sulfate from the unossified antler of *Cervus elaphus*. Carbohydrate Research, 340, 41~0416.

Hudson R. J. and Jeon, B. T. 2003. Are nutritional adaptations of wild deer relevant to commercial venison production? EcoScience. 10(4):363~372.

Ishida, M., Ikeda, S. and Takeda, T. 1996, Traits of carcass and its chemicalcomposition and lipid characteristics of Japanese deer. Anim. Sci. and Technol (Jpn). 67:567~573.

Jeon B. T. Seasonal Comparison of Voluntary Intake and Feeding Behaviour in Korean Spotte d Deer(Cervus nippon). Asian-Aus. J. Anim. Sci. 2000:13(10); 1394~1398,

Kasai T. M., Yokohama M. K., Inoue K. and Ishijima Y. 1996. Fatty acids composition in Yeso sika deer(*Cervus nippon Yesoensis*) living around Abashiri city. Anim. Sci. and Technol. 67: 1086~1089.

Karawitia R., Park P. J., Siriwardhana N., Jeon B. T., Moon S. H., Ahn D. k., Cho S. K. and Jeon Y. J. 2005. Angiotensin I-converting enzyme (ACE) inhibitory activity of elk (Cervus elaphus) velvet antler. *J Food Sci Nutr.* 10(3):239~243.

Moon S. H., Kang S. K., Sung S. H., Jeon B. T. and Hudson R. J. 2004. A study on the seasonal comparison of dry matter intake, digestibility, nitrogen balance and feeding behavior in spotted deer fed forest by-products silage corn silage. *Asian-*

Aust.J.Anim.Sci.: 17(1);80~85.

Moon S. H., Lee S. M., Kim K. H., Hudson R. J., Jeon B. T., 2003. Voluntary intake, digestibility and nitrogen balance in spotted deer(*Cervus nippon*) fed forest by-product silage, oak leaf hay and commercial mixed ration. Asian-Aust. J. Anim. Sci. 15(16)702~705.

Sekikawa Mitsuo. 2000. 사슴산물이용 Handbook, Yeso Deer 육의 특성, 전일본양록협회편, 78~88.

Sim J. S. and Sunwoo H. H. 2001. Antler nutraceuticals for the newly emerging functional food market in North America: ASPT research update. antler science and product technology. ASPTRC. edieted by Sim, J. S. Sunwoo H. H., Hudson R. J., Jeon B. T.

Sutti J. M. and Haines S. R. 2001. Could substances which regulate antler growth be health promoting for people? Antler science and product technology. ASPTRC. edieted by Sim, J. S., Sunwoo H. H., Hudson R. J., Jeon B. T.

김명화, 문상호, 김영식, 전병태. 2003. 꽃사슴의 녹용 성장기간 중 혈액성분의 변화에 관한 연구. 생약학회지. 34(3);263~268.

김명화, 문상호, 이창훈, 전병태. 2003. 꽃사슴의 녹용 성장기간 중 혈액 내 미네랄 및 효소활성 변화에 관한 연구. 한국동물자원과학회지. 45(6);1031~1038.

김시관, 문상호, 전병태. 2003. 녹용과 생리활성물질. 제2회 녹용과학심포지엄. 건국대학교 녹용연구센터.

박표잠, 전유진, 문상호, 이상무, 안덕균, 이치호, 전병태. 2005. 녹용과 한약재료로 조제된 녹중탕의 유리기 소거 활성. 한국축산식품학회. 25(3): 344~349.
박표잠, 전유진, 문상호, 전병태. 2005. 녹용의 화학적 성분과 생리활성. 한국식품영양과학회. 10(2):50~59.
본초학. 2004. 대한생약학교수협의회.
안덕균. 2002. 녹용의 한방임상효능. 제1회 녹용과학심포지엄. 건국대학교 녹용연구센터.
전길자. 2001. 녹용의 약리학적 성분. 제1회 녹용과학심포지엄. 건국대학교 녹용연구센터.
전병태, 이상무, 김명화, 문상호. 2005 꽃사슴에 있어서 사료의 단백질 수준이 녹용 생산성과 품질에 미치는 영향. 한국동물자원과학회지. 47(5):805~812.
전병태, 2002. 녹용의 생산과 이용. 제1회 녹용과학심포지엄. 건국대학교 녹용연구센터.
전병태, 정지훈, 이상무, 문상호, 2005. Conjugated Linoleic Acid(CLA)와 Coumarin의 첨가가 꽃사슴 녹용 및 혈액의 생화학적 성분에 미치는 영향. 한국동물자원과학회지. 47(3):429~438.
정호점. 1999. 중약현대연구와 응용. 중국 학원출판사.
조헌영 외 11인 공역. 2005. 동의보감, 허준 원저. 여강출판사.
하영완, 문상호, 김영식, 전병태. 2003. 각종 사료군의 투여에 따른 녹용의 성분의 비교. 생약학회지. 34(1):40~44

KOREAN J. FOOD SCI. ANI. RESOUR. Vol. 25. No. 3, pp. 344~349 (2005)

Free Radical Scavenging Activity of NokJoongTang Prepared from Antler and Various Oriental Medicinal Materials

Pyo-Jam Park[1], You-Jin Jeon[2], Sang-Ho Moon[3], Sang-Moo Lee[3], Duk-Kyun Ahn[4], Chi-Ho Lee[5], and Byong-Tae Jeon[3*]

[1]*Department of Biotechnology, Konkuk University, Chungju 380-701, Korea*
[2]*Faculty of Applied Marine Science, Cheju National University, Jeju 690-756, Korea*
[3]*Korea Nokyong Research Center, Konkuk University, Chungju 380-701, Korea*
[4]*Jaseng Research Institute of Bio-Technology, Seoul 135-896, Korea*
[5]*Department of Food Science and Biotechnology of Animal Resources, College of Animal Husbandry, Konkuk University, Seoul 143-701, Korea*

녹용과 한약재료로 조제된 녹중탕의 유리기 소거 활성

박표잠[1] · 전유진[2] · 문상호[3] · 이상무[3] · 안덕균[4] · 이치호[5] · 전병태[3,*]

[1]건국대학교 생명공학과 · [2]국립제주대학교 응용해양학부 · [3]건국대학교 한국녹용연구센터 · [4]자생 생명공학연구소 · [5]건국대학교 축산대학 축산식품생물공학전공

Abstract

Two different NokJoongTangs were prepared by boiling antler and various oriental medicinal materials. The phenolic contents and free radical scavenging effects against DPPH(1,1-diphenyl-2-picrylhydrazyl) radical and hydroxyl radical of the NokJoongTangs which are used as the health supplement foods, were investigated. NokJoongTang-II prepared dried antler with various oriental medicinal materials, had higher phenolic content than that of NokJoongTang-I prepared from raw antler with the same materials. In addition, NokJoongTang-II exhibited higher scavenging activities than these of NokJoongTang-I against DPPH radical and hydroxyl radical. These results indicate that free radical scavenging activity of NokJoongTang showed a difference by using raw and dry antler for NokJoongTang preparation, and that the findings also show a positive correlation between radical scavenging activity and total phenolic contents.

Key words : NokJoongTang, phenolic content, antler, radical scavenging activity

J Food Sci Nutr
Vol 10, p 239～243 (2005)

J Food Science and Nutrition

Angiotensin I-Converting Enzyme (ACE) Inhibitory Activity of Elk (*Cervus elaphus*) Velvet Antler

Rohan Karawita[1], Pyo-Jam Park[2], Nalin Siriwardhana[1], Byong-Tae Jeon[3], Sang-Ho Moon[3], Duk-Kyun Ahn[4], Somi K. Cho[5] and You-Jin Jeon[1†]

[1]*Faculty of Applied Marine Science, Cheju National University, Jeju 690-756, Korea*
[2]*Department of Biotechnology, Konkuk University, Chungju 380-701, Korea*
[3]*Nokyong Research Center, Konkuk University, Chungju 380-701, Korea*
[4]*Jaseng Research Institute of Bio-Technology & Bioscience, Seoul 135-896, Korea*
[5]*Faculty of Biotechnology, Cheju National University, Jeju 690-756, Korea*

Abstract

Angiotensin I-converting enzyme (ACE) inhibitory activities of elk antler hydrolysates prepared with three kinds of proteases, pepsin, trypsin and α-chymotrypsin, were investigated. The ACE inhibitory activity of the pepsinolytic hydrolysate was the highest with an IC_{50} value of 9.3 μg/mL. In addition, three kinds of pepsinolytic hydrolysates with relatively high molecular weights (over 10,000 Da), medium molecular weights (5,000 to 10,000 Da), and low molecular weights (below 5,000 Da) were fractionated using an ultrafiltration membrane system. The below 5,000 Da hydrolysate exhibited the highest ACE inhibitory activity. These results indicate that the pepsinolytic hydrolysates of elk velvet antler could be a good source of peptides with ACE inhibitory activity.

Key words: angiotensin I-converting enzyme (ACE), antler, proteolysis, hydrolysate, peptide

ELSEVIER

Available online at www.sciencedirect.com

SCIENCE @ DIRECT®

Carbohydrate Research 340 (2005) 411–416

Carbohydrate
RESEARCH

Characterization of heparan sulfate from the unossified antler of *Cervus elaphus*

Young Wan Ha,[a] Byong Tae Jeon,[b] Sang Ho Moon,[b] Hidenao Toyoda,[c] Toshihiko Toida,[c] Robert J. Linhardt[d] and Yeong Shik Kim[a,*]

[a]*Natural Products Research Institute, College of Pharmacy, Seoul National University, Seoul 110-460, Korea*
[b]*Korea Nokyong Research Center, Konkuk University, Chungju 380-701, Korea*
[c]*Department of Bioanalytical Chemistry, Graduate School of Pharmaceutical Sciences, Chiba University, Chiba 263-8522, Japan*
[d]*Department of Chemistry and Chemical Biology, Biology and Chemical and Biological Engineering, Rensselaer Polytechnic Institute, Troy, NY 12180-3590, USA*

Received 26 August 2004; accepted 13 November 2004
Available online 8 January 2005

Abstract—The antler is the most rapidly growing tissue in the animal kingdom. According to previous reports, antler glycosaminoglycans (GAGs) consist of all kinds GAGs except for heparan sulfate (HS). Chondroitin sulfate is the major antler GAG component comprising 88% of the total uronic acid content. In the current study, we have isolated HS from antler for the first time and characterized it based on both NMR spectroscopy and disaccharide composition analysis. Antler GAGs were isolated by protease treatment and followed by cetylpyridinium chloride precipitation. The sensitivity of antler GAGs to heparin lyase III showed that this sample contained heparan sulfate. After incubation of antler GAGs with chondroitin lyase ABC, the HS-containing fraction was recovered by ethanol precipitation. The composition of HS disaccharides in this fraction was determined by its complete depolymerization with a mixture of heparin lyase I, II, and III and analysis of the resulting disaccharides by the reversed-phase (RP) ion pairing–HPLC, monitored by the fluorescence detection using 2-cyanoacetamide as a post-column labeling reagent. Eight unsaturated disaccharides (ΔUA-GlcNAc, ΔUA-GlcNS, ΔUA-GlcNAc6S, ΔUA2S-GlcNAc, ΔUA-GlcNS6S, ΔUA2S-GlcNS, ΔUA2S-GlcNAc6S, ΔUA2S-GlcNS6S) were produced from antler HS by digestion with the mixture of heparin lyases. The total content of 2-*O*-sulfo disaccharide units in antler HS was higher than that of heparan sulfate from most other animal sources.

Keywords: Antler; Heparan sulfate; Disaccharide composition; Characterization; HPLC

동물자원지 : 47(3) 429~438, 2005　　J. Anim. Sci. & Technol. (Kor.) 47(3) 429~438, 2005

Conjugated Linoleic Acid (CLA)와 Coumarin의 첨가가 꽃사슴 녹용 및 혈액의 생화학적 성분에 미치는 영향

전병태 · 정지훈 · 이상무 · 문상호

건국대학교 한국녹용연구센터

Effect of Feeding of Conjugated Linoleic Acid (CLA) and Coumarin on the Biochemical Composition of Velvet Antler and Blood Serum in Spotted Deer (*Cervus nippon*)

B. T. Jeon, J. H. Jung, S. M. Lee and S. H. Moon

Korea Nokyong Research Center, Konkuk University

ABSTRACT

This experiment was conducted to determine the effects of feeding CLA and coumarin on the changes of biochemical composition of velvet antler and blood serum in spotted deer (*Cervus nippon*). There were no significant differences between treatments in crude protein, crude fiber, and crude ash contents of velvet antler. The content of fatty acid did not differ between treatments, although there were significant differences ($P<0.05$) in C16:0 and C20:0. The content of collagen was significantly higher ($P<0.05$) in control than those in CLA and coumarin treatments. There were no significant differences between treatments in the contents of amino acids. Some constituents of blood showed much differences in comparison of pre and post-experiment for all treatments. Feeding of CLA and coumarin was not influential on the chemical composition of velvet antler and blood serum.

(**Key words** : Velvet antler, Biochemical composition, CLA, Coumarin, Spotted deer, Blood serum)

생 약 학 회 지
Kor. J. Pharmacogn.
34(1) : 40 ~ 44 (2003)

각종 사료군의 투여에 따른 녹용 성분의 비교

하영완 · 전병태[1] · 문상호[1] · 김영식*
[1]건국대학교 한국녹용연구센터, 서울대학교 천연물과학연구소

Comparison of Biochemical Components among Different Fodders-treated Antlers

Young Wan Ha, Byong T. Jeon[1], Sang H. Moon[1], and Yeong Shik Kim*

[1]Korea Nokyoung Research Center, Konkuk University, Chungju 380-701, Natural Products Research Institute College of Pharmacy, Seoul National University, Seoul 110-460, Korea

Abstract – Antler has been used as one of the important traditional oriental medicines for many years. It contains many biochemical components including lipids, peptides, carbohydrates, and inorganic substances. The various biological activities of antler are being considered owing to such biochemical components. The purpose of this research is to compare the biochemical components of antlers after treatment of three different kinds of fodder. They are mulberry (group A), Lycii Fructus (group B) and the complex of herbs (group C). The chemical composition of each antler was determined in three sections (top, middle, and bottom) and compared with those of the control. The contents of sialic acid, uronic acid and glycosaminoglycans increased in the top antlers of the group B. Total lipids content increased in the top antlers of all groups (A, B, and C). The concentration of inorganic ions (Ca, Mg, and P) decreased in all groups. Fattyacid composition was also analyzed by GC-MS and expressed as percentage of total fatty acid concentration. The content of palmitic acid decreased in all groups. The content of 2-hydroxyhexadecanoic acid, which has not been reported in anter, increased in the top antlers of all groups. These results suggest that the treatment of special fodder may affect the composition of the biochemical components of antlers.

Key words – Antler, fodder, analysis, biochemical components

생 약 학 회 지
Kor. J. Pharmacogn.
34(3) : 263 ~ 268 (2003)

꽃사슴의 녹용 성장기간 중 혈액성분의 변화에 관한 연구

김명화 · 문상호* · 김영식[1] · 전병태
건국대학교 한국녹용연구센터
[1]서울대학교 천연물과학연구소/약학대학

A Study on the Change of Blood Constituents During Growth Period of Velvet Antler in Korean Spotted Deer

M. H. Kim, S. H. Moon*, Y. S. Kim[1], and B. T. Jeon
Korea Nokyong Research Center, College of Natural Sciences, Konkuk University, Danwol 322, Chungju 380-701, Korea
[1]Natural Products Research Institute, College of Pharmacy, Seoul National University, Seoul 110-460, Korea

Abstract – This study was carried out to evaluate the change of blood constituents during the growth of antlers in Korean spotted deer (*Cervus nippon*). Samples of blood, obtained from the jugular vein of twenty five deer (3 to 6 year-old males) were taken in 10 days interval from casting to cutting of antler and were analyzed the blood parameters. Total-protein concentration in blood serum showed significantly differences during growth period of velvet antler ($P<0.01$), and it had similar tendency for total protein and albumin concentration, but albumin concentration was about 40–45% of total protein concentration. Urea and creatinine concentration was tended to inverse proportion, and it was almost 30:1 for ratio of urea and creatinine concentration. The concentration of total protein, creatinine, and uric acid concentration in blood during growth period of velvet antler was similarly increased and decreased but urea concentration was opposed. The concentration of total-bilirubin and direct-bilirubin at casting was higher than those at other period ($P<0.05$).

Key words – Korean spotted deer, blood constituents, velvet antler growth

동물자원지 : 47(5) 805~812, 2005

J. Anim. Sci. & Technol. (Kor.) 47(5) 805~812, 2005

꽃사슴에 있어서 사료의 단백질 수준이 녹용 생산성과 품질에 미치는 영향

전병태 · 이상무 · 김명화 · 문상호

건국대학교 한국녹용연구센터

Effects of Dietary Protein Level on Production and Chemical Composition of Velvet Antler in Spotted Deer (*Cervus nippon*)

B. T. Jeon, S. M. Lee, M. H. Kim and S. H. Moon

Korea Nokyong Research Center, Konkuk University

ABSTRACT

The aim of this study was to provide basic information to allow improved feeding management for velvet antler production by investigating the effects of dietary protein level on production and chemical composition of velvet antler in spotted deer (*Cervus nippon*). Eighteen male spotted deer of 5~6 years old were assigned to 3 unreplicated groups by production record of the previous year. Deer were fed on experimental diets at different protein level of 10% (T1), 15% (T2) and 20% (T3). Dry matter intake, crude protein intake and daily gain were increased with increasing the protein level in diets and there were significant differences ($P<0.05$) between groups. Although not significant, mean length of main beam tended to be longer in either left or right beam with increasing the protein level, and in girth at part of base of main beam, it was a similar pattern to the result of length. The velvet antler production was affected by dietary protein level and thus that was the smallest in T1 and the largest in T3 ($P<0.05$). The content of crude protein in velvet antler was higher in T1 than in T3, whereas the content of crude ash in velvet antler was contrast to that of crude protein, however, there were no significant differences.

(**Key words** : Chemical composition, Deer, Protein level, Velvet antler production)

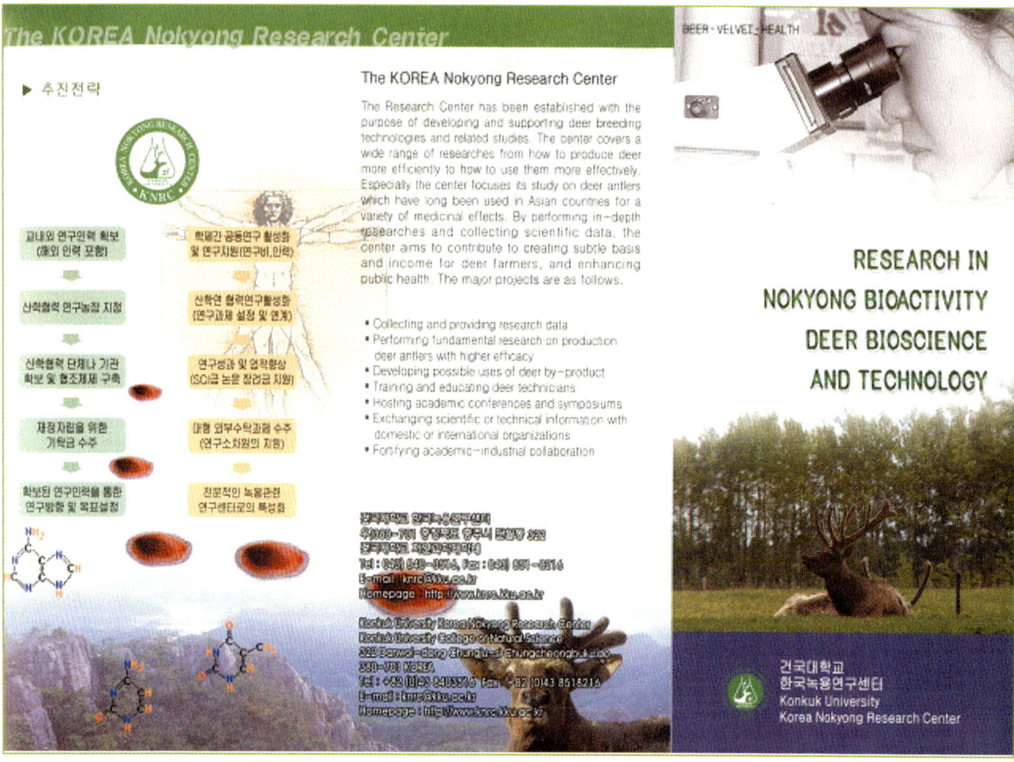
The KOREA Nokyong Research Center
▶ 추진전략
KNRC
교내외 연구인력 확보 (해외 인력 포함)
산학협력 연구농장 지정
산학협력 단체나 기관 확보 및 협조체제 구축
재정자립을 위한 기탁금 수주
확보된 연구인력을 통한 연구방향 및 목표설정
학제간 공동연구 활성화 및 연구지원(연구비,인력)
산학연 협력연구활성화 (연구과제 설정 및 연계)
연구성과 및 업적향상 (SCI급 논문 장려금 지원)
대형 외부수탁과제 수주 (연구소차원의 지원)
전문적인 녹용관련 연구센터로의 특성화
The KOREA Nokyong Research Center
The Research Center has been established with the purpose of developing and supporting deer breeding technologies and related studies. The center covers a wide range of researches from how to produce deer more efficiently to how to use them more effectively. Especially the center focuses its study on deer antlers which have long been used in Asian countries for a variety of medicinal effects. By performing in-depth researches and collecting scientific data, the center aims to contribute to creating subtle basis and income for deer farmers, and enhancing public health. The major projects are as follows.
• Collecting and providing research data
• Performing fundamental research on production deer antlers with higher efficacy
• Developing possible uses of deer by-product
• Training and educating deer technicians
• Hosting academic conferences and symposiums
• Exchanging scientific or technical information with domestic or international organizations
• Fortifying academic-industrial collaboration
DEER · VELVET · HEALTH
RESEARCH IN
NOKYONG BIOACTIVITY
DEER BIOSCIENCE
AND TECHNOLOGY
건국대학교
한국녹용연구센터
Konkuk University
Korea Nokyong Research Center